呼吸疗愈

LET IT GO

[英] 丽贝卡·丹尼斯 ◎著

（Rebecca Dennis）

王冬佳 ◎译

中国科学技术出版社

·北 京·

LET IT GO: Breathe Yourself Calm

Copyright © Rebecca Dennis, 2021

Text copyright © Rebecca Dennis

Text Design Seagull Design

Illustrations Pirrip Press

First published as LET IT GO in 2021 by Happy Place, an imprint of Ebury Publishing. Ebury Publishing is part of the Penguin Random House group of companies.

Simplified Chinese edition Copyright © 2024 by **Grand China Publishing House**

All rights reserved.

No part of this book may be reproduced in any form without the written permission of the original copyrights holder.

本书中文简体字版通过 **Grand China Publishing House**（**中资出版社**）授权中国科学技术出版社在中国大陆地区出版并独家发行。未经出版者书面许可，不得以任何方式抄袭、节录或翻印本书的任何部分。

北京市版权局著作权合同登记　图字：01-2023-6238

图书在版编目（ＣＩＰ）数据

呼吸疗愈 / （英）丽贝卡·丹尼斯
(Rebecca Dennis) 著；王冬佳译 . -- 北京：中国科学技术出版社 , 2024. 10. -- ISBN 978-7-5236-1028-2

Ⅰ . R459.9

中国国家版本馆 CIP 数据核字第 20240WZ776 号

执行策划	黄　河　桂　林		
责任编辑	申 永 刚		
策划编辑	申 永 刚		
特约编辑	郎　平		
版式设计	吴　颖		
封面设计	东合社		
责任印制	李晓霖		

出　　版	中国科学技术出版社
发　　行	中国科学技术出版社有限公司
地　　址	北京市海淀区中关村南大街 16 号
邮　　编	100081
发行电话	010-62173865
传　　真	010-62173081
网　　址	http://www.cspbooks.com.cn

开　　本	787mm×1092mm　1/32
字　　数	175 千字
印　　张	9
版　　次	2024 年 10 月第 1 版
印　　次	2024 年 10 月第 1 次印刷
印　　刷	深圳市精彩印联合印务有限公司
书　　号	ISBN 978-7-5236-1028-2/R · 3340
定　　价	69.80 元

致中国读者的信

Dear Reader,

Thank you so much for picking up my book.

I really hope you feel inspired learning about the vast benefits of breathwork. The breath is a gift we are all born with and it is free to access night and day. When we breathe with intention and purpose we can tap into the full power of the innate wisdom we carry within. This is a guide to fully embrace life, the ups and downs, the mundane and all the challenges. Your breath is your constant companion and can transform the way you feel and think. And Breathe!

Warm wishes, Rebecca

亲爱的读者，

非常感谢你选择我的书。

我真诚地希望你在了解呼吸练习的诸多益处后能受到启发和鼓舞。呼吸是我们与生俱来的天赋，无论白天黑夜，我们都可以自由地使用它。当我们有意识、有目的地呼吸时，我们就能够触及并释放我们内在与生俱来的智慧和力量。本书旨在成为你全面拥抱生活的指南，无论是面对高潮与低谷、平淡无奇的生活还是各种挑战，你的呼吸是你不变的伴侣，它有能力改变你的感受和思考方式。开始呼吸吧！

温馨的祝愿

丽贝卡

LET
IT
GO

我们每天都能呼吸，

即使在最黑暗的时刻，呼吸也能帮助我们找到光明。

呼吸是我们渡过难关的指引，其本质是爱。

一切都取决于我们的选择。

请记住，

我们生活在同一世界中，万物都是相互联系的，

而连接这一切的纽带就是呼吸。

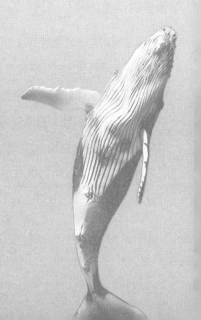

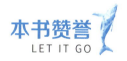

姜振宇　微反应科学研究院院长、北京师范大学博士

在我读过的书中，本书把呼吸讲解得非常细致。随意地呼吸可以让身体维持基本的供氧和生命，而有意识地呼吸可以调节神经系统的状态、帮助睡眠、强健体魄，让大脑和身体处于更优秀的工作状态。虽然只是横膈和肋间肌的物理运动，但当你有意识地用正确的方式控制起来时，一切都将发生奇妙的变化。

任　丽　壹心理年度优秀心理咨询师、《我们内在的防御》作者

人只要活着，就要呼吸。呼吸是我们与生俱来的天赋，通过有意识地调节与控制呼吸的节奏、深度和频率，可以让我们的内心获得平静与力量。焦虑似乎成了快速变化的时代的一种"主流"情绪，我们每天都面临着信息过载，环境的巨变，以及未来的不确定，让我们很难安驻当下，《呼吸疗愈》让我们有机会学习到一种有效的呼吸方法来修复情绪，获得身心平衡的智慧。

刘亿蔓　深圳市心理咨询行业协会心身平衡专委会副主任

在快节奏的现代生活中，我们常常忽视了呼吸的力量。《呼吸疗愈》通过深入浅出的讲解和实用的练习，让我们重新发现呼吸的治愈潜力。它是一本探索呼吸与身心健康之间联系的指南，不仅提供了一种简单而强大的自我疗愈工具，还教我们如何通过调整呼吸来管理压力、提升专注力，改善睡眠，我在咨询中也常带领客户做呼吸的训练。

《呼吸疗愈》是一本有效的呼吸练习手册，教我们如何在忙碌的生活中找到内心的宁静，通过呼吸释放压力，恢复自我满足和平和。

亨利·史密斯·罗尔伯格博士　心理治疗师

《呼吸疗愈》这本书相当于大约两年的心理治疗。

菲妮·科顿　英国广播公司主持人

丽贝卡·丹尼斯教会了我很多关于呼吸的知识，与她的合作彻底改变了我的生活。

娜塔莎　伦敦警察局

丽贝卡·丹尼斯的课程非常精彩，她在呼吸训练方面的知识非常丰富，她讲述的科普知识也非常有趣。

莉迪亚　英国议会下议院议员服务团队员工参与经理

工作场所也非常需要呼吸练习。在 45 分钟的时间里，丽贝卡为我们的团队提供了非常有用的呼吸工具，让我们在工作中重新集中注意力，振作起来。我强烈推荐丽贝卡的《呼吸疗愈》，她非常专业，知识渊博，知道如何为各种类型的读者提供服务。

索菲亚　谷歌公司未来市场负责人

无论你是寻求能量提升还是渴望片刻宁静，了解呼吸的科学原理以及如何有效地利用呼吸来改善日常生活都至关重要。丽贝卡定期向我们的团队传授呼吸技巧，我们非常感谢她在办公室里创造的"避风港"，她为我们每个人提供了宝贵的呼吸空间。现在，我们已经开始在团队中实践这些技巧了。我强烈推荐与丽贝卡一起进行呼吸练习。

《时尚》(*Vogue*)

呼吸是新的瑜伽。丽贝卡·丹尼斯的《呼吸疗愈》值得一读。

《GQ 杂志》(*GQ Magazine*)

丽贝卡·丹尼斯的客户中既有通过改善呼吸模式而重夺冠军的拳击手，又有治愈了焦虑症的首席执行官。她能为你提供黄金服务。

《每日邮报》(*Daily Mail*)

丽贝卡·丹尼斯是英国领先的呼吸教练，也是 2017 年健康潮流兴起的推手。

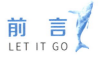

用呼吸练习充分体验并享受生命赋予的一切

你是否希望缓解压力、释放焦虑情绪、提升睡眠质量以及增强免疫系统的功能？或许，你曾误以为只有远离尘嚣，到深山中冥想数周，才能使心境更加宁静。然而，这是一种认知误区。要达到身心愉悦的状态，并不一定需要脱离日常生活。通过掌握调节心灵与情绪的艺术，向内探索，你同样能够获得期望的效果。

呼吸是人类最自然、最稳定的治疗工具之一。它不仅能帮助你理解当前的感受，还能帮助你释放压力、排解负面情绪。为了提升幸福感，人们常寻求快速的情绪修复方法，如尝试新的食谱、使用电子健康追踪器或计步器等，而忽视了向内探索，自然而然地增强幸福感的可能性。实际上，解决问题的方法一直存在于我们的身体内，其中一种切实有效的方法便是呼吸。

回忆童年时光，每当我们感到难过、愤怒或焦虑时，总会有人建议我们进行"深呼吸"。尽管当时我们可能未曾了解其背后的科学原理，但直觉告诉我们，呼吸与我们的感受之间存在着本质的联系。

呼吸训练，简而言之，是一系列呼吸练习，旨在指导人们如何有意识地调整和控制呼吸的节奏、深度与频率，以改善身心状态和情绪。此外，适当的呼吸方法对于维持整体健康状况、保障免疫系统和神经系统的正常功能也至关重要。充分利用呼吸的潜在益处，不仅能够减缓焦虑和压力，还能有效增强肺部及整个呼吸系统的功能。学会正确地调整呼吸，可以减少情绪失控的风险，自然而然地为免疫系统增添一层保护。

目前，呼吸练习已成为一个流行术语，其应用范围不仅限于养生领域，也扩展到了商业、教育和日常生活等多个方面。如果能够真正理解并掌握高质量呼吸的基本原理，就无须前往特定地点进行"情绪修复"，而是可以利用人体的自然本能进行自我疗愈。

数千年来，圣人们和瑜伽大师们一直在强调呼吸与情绪之间的联系。而今，科学界也开始认可并推崇这一观点。当人体持续承受压力时，可能会导致焦虑、消化不良、免疫系统功能下降等问题。体内酸性物质的增加和炎症反应的增多都与呼吸息息相关，并且这些反应相互联系。

呼吸系统：唯一可以通过练习进行控制的身体系统

研究已证实，呼吸练习能够对人的身心健康产生持久的积极影响，为日常生活中的自我调节提供了有效手段。呼吸可以被视为反映人体内部状态的晴雨表。我亲眼见证了呼吸的深远影响，它不仅能帮助我们直面内心的创伤、痛苦与恐惧，还能促进修复与治愈。

在撰写本书期间，我们正共同经历一场大规模的创伤。这一时期，我们深刻意识到，唯一确定不变的事实就是变化本身。世界在不断变化，我们始终在努力适应，同时寻找那些恒定不变的东西。实际上，确实存在一种恒定之物，那就是人类的呼吸。

在人体的诸多系统中，呼吸系统是唯一可以通过练习获得控制的自主系统。它可以改善我们的感受与体验，稳定情绪。大多数人的身心都会承受一定压力，这无疑会对健康造成影响。虽然我们无法改变或控制外部环境，但我们能够控制身体的反应，并调节这些反应对我们健康的影响。

呼吸练习不仅能帮助我们直面内心的创伤、痛苦与恐惧，还能促进修复与治愈。

呼吸练习能够帮助人们释放压力、修复情感创伤、打破不健康的生理反应模式、稳定不安的心绪。我们每个人都拥有这种强大的内在能力，它使我们能够在日常生活中通过改变呼吸模式来调节神经系统和精神状态。

> 人的身体状态有 10% 是固定不变的，而 90% 可以通过呼吸进行调节。

你可能听说过，经过多年的修炼，一些高人能够通过呼吸达到极乐和开悟的状态。如今，体验呼吸练习的好处不再是圣者或大师的专利。只要深刻理解了呼吸的原理和机制，每一次练习都将使我们更接近那些原本看似遥不可及的目标，每一次尝试都将带来实际的收获。你无须花费数年时间去苦练，因为改变可以从当下开始！

学会有意识地调整你的呼吸方式

每一天你都有选择的权利。你有权利选择是将呼吸视为理所当然的，还是通过它来充分体验并享受生命所赋予的一切。你的思想、经历和感受都会直接影响你的机体，进而影响你的呼吸方式。呼吸练习能够在刺激物与机体反应之间创造出一种间隔，帮助你的大脑保持清醒，以便有效处理生活中的各种事务。最重要的是，它还能在你承受压力时提供空间，让你有机会审视和调整自己的状态，而不是持续处于紧张之中。自由呼吸并非难事，然而许多人仍会下意识地抑制呼吸，限制自己的气息，使机体处于一种受限状态。

掌握呼吸练习的技巧，可以在外部环境不变的情况下，引发身体反应机制的积极变化。活在当下是最勇敢的决定，也是面对棘手问题的一种积极应对策略。**有意识地呼吸是一种重要的工具，它可以帮助你将注意力完全集中在当下，以健康的方式体验生命。**它不会促使你压抑任何感受或试图抹去记忆，而是引导你充分感受并接受这些经历，与之和谐共存，而非与之对抗。

当你调整呼吸方式时，实际上是对整个机体进行了根本性的调整。通过这种方式，我们可以调节自己的状态，从焦虑转为冷静，从散漫转为专注，甚至从疲惫转为精力充沛。呼吸练习的益处是终身的，你可以每天运用所学的技巧来引导机体的反应，并在必要时改变这种反应模式。总而言之，通过呼吸练习，你可以重振神经系统，为你的大脑充能。

当下的重点是集中精力进行呼吸练习

关于呼吸及其在机体疗愈中的作用，我已进行了 20 多年的研究，本书代表了我研究的高峰。在与我合作过的人中，每个人都有其独特的需求，包括自身免疫疾病、慢性阻塞性肺疾病（COPD）、抑郁症、癌症等患者。我的客户群体涵盖了退伍军人、教师、保险代理人、拳击手、演员、企业家、城市高空作业工人、音乐家、瑜伽大师以及运动员等。在过去十几年里，我的使命是在工作场所、学校、疗养院和医院等不同环境中，向不同年龄段的更多人推广呼吸练习。新型冠状病毒流行期间，国民健康保险业务员、教师以及一线医护人员等成功地应用了我的方法来有效应对日常生活中的压力和创伤。

人都会有不同程度的紧张。对此，不存在什么"万全之策"，某些方法可能在特定情况下有助于安抚某人的情绪，但对其他人可能无效。本书将指导你如何将各种简单而不同的呼吸练习方法融入日常生活，以找到最适合你的方法。

本书不仅详细介绍了多种有效的呼吸练习技巧，还结合了自我穴位按压、积极心态调整、身体反应治疗等其他方法，并探讨了将运动与声音结合以激发人体机制、提升精神状态的方法。

随着学习的深入，我将鼓励你将这些方法应用到生活中，其操作简单易行。如果你刚开始接触呼吸疗法，那么当前的重点是集中精力进行呼吸练习。

在本书中，每一章都包含一个关于呼吸练习的"锦囊"和一些实用的小技巧，旨在以自然的方式辅助机体疗愈。它们是针对不同的情况设计的，从缓解压力到提升精力，从处理创伤和悲痛到促进修复性睡眠，目的是增强机体的自然防御能力。

刚开始阅读本书时，你可能觉得并非所有内容都与你直接相关，但它们都与人的经历紧密相连。你不仅可以用这些方法进行自我疗愈，还可以与生活中现在或将来可能需要帮助的他人分享。此外，我特别设计了一个家庭版块，因为呼吸练习适用于所有年龄段，我们教会孩子们走路、说话，却常常忽略了教会他们如何正确呼吸。

书中介绍的方法既有现代的也有古代的，一些方法已有数千年的历史，它们是可靠的、久经考验的自助练习法。

本书旨在满足读者的两个层面需求：一是深入阅读与探索根源的需求；二是作为床头读物，成为你的忠实伴侣，随时为你提供所需的呼吸练习。

我们自出生起就开始呼吸，你可能认为自己已经精通呼吸了，但本书的内容可能会挑战你的自信。因为呼吸练习并不总是简单易行的，有时可能会非常具有挑战性。你需要以一种好奇的心态来接受这些练习，特别是在遇到困难时。困难可能意味着你不愿意花时间去深入探索。是否坚持下去取决于你自己，没有人可以替代你。这种责任感可能会带来压力和自我怀疑，而这种畏难心理确实可能阻碍自我改变的过程。但请放心，你比自己想象的要坚强。

关于缓解压力和焦虑，有许多建议，但很多都需要改变常规的生活方式，这些改变往往难以实现、成本高昂或根本不可能。本书旨在帮助你在不需要任何器械或附加条件、不需要在生活中增加额外事项、不需要进行大刀阔斧改变的情况下，实现压力的缓解和释放。这是你的个人支持系统，将为你提供在任何情况下都适用的简单技巧。

学会掌控和了解自己的呼吸，你将与它建立起一段深刻且具有革新性的关系。练习一段时间后你可能感觉没有明显变化，实际上，你的神经系统和心态正在发生微妙的转变。有时你可能会觉得有些难度，没关系，请放松，保持平常心，让呼吸练习拓宽你的视野，让我们以全新的方式感受周围的世界。

呼吸练习并不要求你做到完美，你也不必担心自己是否做得足够好，过度关注这些可能会适得其反。我们从出生起就得到了这份神奇的礼物，若过度关注它，反而会失去其本质。

在此，我鼓励大家相信并积极探索自己的内在调节机制，学会运用呼吸，灵活地尝试那些适合自己的方法。许多人虽然掌握了生存技能，却不知道如何去感受生命。现在，是时候来一场呼吸革命了，就从这里开始！

目 录
LET IT GO

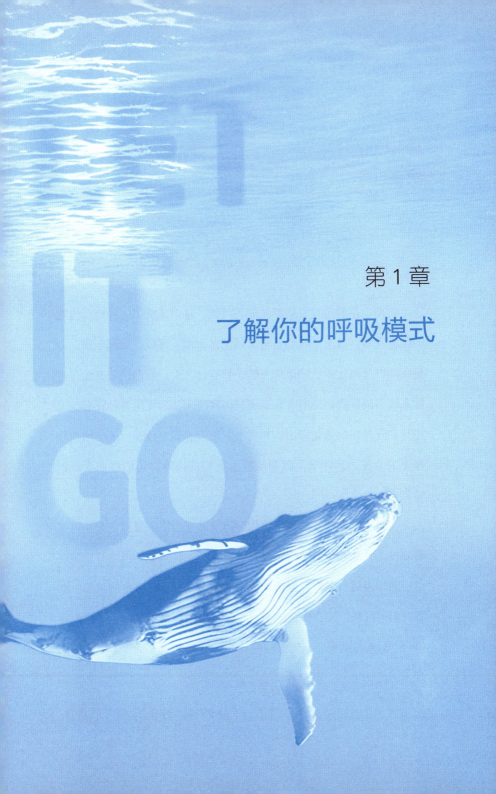

第 1 章

了解你的呼吸模式

呼吸疗愈

　　人类生存的每时每刻都伴随着呼吸，这似乎成了一种理所当然的生理现象，以至于我们通常无须刻意思考。呼吸，如同眨眼、心脏跳动以及消化系统的运作一样，具有自主性。然而，与其他自主性系统不同，我们能够有意识地利用呼吸来辅助完成各种任务，无论是提升身体的活动能力，如潜水、跑步、骑自行车，还是增强精神上的专注力。呼吸不仅能够疗愈我们的肉体，还能够加深我们的意识。

　　我们可以将呼吸的练习比作学习游泳或走路的过程，起初可能需要投入大量的精力，但最终，它将变成一种本能。**当你开始关注自己的呼吸时，需要有意识地集中注意力，并进行一定的练习。**随着时间的推移，你会发现这个过程变得越来越简单，而且无论何时何地，只要你需要，就能够轻松地进行呼吸练习。

呼吸的愉悦程度取决于呼吸质量

近年来，尽管人们对健康越来越关注，并深知其重要性，但了解不当呼吸对健康造成负面影响的人却并不多。我们大多数人本能地通过呼吸维持生命，却很少有人指导我们如何通过呼吸更好地体验生命。

普遍观点认为，呼吸仅由肺部完成。但实际上，呼吸过程涉及整个人体机制。在呼吸过程中，肺部扮演被动角色，胸腔的扩大使肺部扩张，主要是向下扩张，胸腔缩小时，肺部也随之收缩。呼吸还涉及头部、颈部、胸部、盆骨和胸部肌肉。身体任何部位的慢性紧张都可能对本能的呼吸运动产生负面影响。

呼吸是一种规律性活动，在静止状态下，成年人的正常呼吸频率平均每分钟为 12 至 17 次。在婴儿期或兴奋状态下，呼吸频率相对较高；而在睡眠或情绪低落时，呼吸频率则相对较低。

> **一个人的呼吸方式反映了他对生命的感受，这对人的身心健康至关重要。**

呼吸波的幅度也会随情绪状态变化而变化。在恐惧或焦虑时，呼吸变浅；而在放松、愉悦或睡眠时，呼吸变深。总体而言，呼吸的愉悦程度取决于呼吸质量。

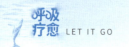

7种常见的受限性呼吸模式

1.胸腔呼吸：呼吸运动主要集中在胸腔上部。吸气时双肩抬高，可能过度使用次级呼吸肌，并可能在呼吸过程中使用到一些本不应参与的肩颈部肌肉，给上背部和肩部肌肉带来压力。腹部运动不足还会对横膈膜造成极大压力。

这是我所知道的最为常见的一种呼吸模式，为了看上去显瘦，很多人总会屏住腹部呼吸，遇到压力时也会如此，久而久之便形成了这种呼吸模式。还有一部分人，他们大多是工作狂，或是总是处于极度焦虑的状态，这类人用胸腔呼吸的现象更为严重，吸气时腹腔几乎没有运动，而是极大程度地依靠胸腔来完成。

2.腹腔呼吸：呼吸运动主要集中在腹部。呼吸时胸腔和双肩几乎不动，没有明显的胸廓运动。背部上方可能会感到紧张，如同穿戴盔甲。由于肋间肌未充分用力，横膈膜运动受限，肺活量减少。而正确的腹式呼吸会让人感觉更加理智、头脑更加清醒。同时，还可以在胸部周围形成一种情绪屏障，对心脏起到一定保护作用。

3.浅呼吸：这种呼吸方式的动作幅度不明显，通常在压力、沮丧、睡眠不足或工作不顺心时出现。此外，人在痛苦时往往也会用浅呼吸逃避这种感受。浅呼吸会导致淋巴细胞数量减少，这是一种白细胞，能阻止外来入侵物进入体内。同时，也会导致其他具有免疫特征的蛋白细胞数量减少，进而使得人体更容易感染急性疾病，甚至加重已有的病症，延长治愈时间。浅呼吸还可能导致口干、疲劳等症状出现。

4. 冰冻呼吸：整个身体外部层面对呼吸运动进行克制、压制。人在自由呼吸时，身体的内外部结构都是联动的，然而在冰冻呼吸中，身体的外层结构是会僵住不动的。这种呼吸方式源于个体担心自己不够好或儿时的心理创伤。

5. 反向呼吸：吸气时，从胸腔上部开始，带动腹部朝脊柱方向移动，胃部肌肉几乎一直处于收缩状态。吸气与呼气时会让人觉得费力、受约束。这种呼吸现象并不常见，但需要投入精力进行规律性练习来纠正。导致这种情况的诱因有很多，比如脊柱问题或经历过创伤。

6. 屏住呼吸：在处理多项任务时，人们可能会不自觉地屏住呼吸，这是一种潜意识行为，用以隐藏心理活动。如果膈膜的活动受到限制，那么，这种呼吸就是浅呼吸，而且呼吸的过程仅限于胸腔。这样会对控制人体"战逃反应"机制的交感神经系统造成过度刺激，进而导致一系列症状，比如压力增大或带来焦虑感，甚至会让人陷入担忧与恐惧的状态无法自拔。一旦你意识到自己在屏住呼吸，就一定要努力去纠正，提醒自己正常呼吸。

7. 过度呼吸：这种呼吸模式涉及过度使用背部下方肌肉，非常费力。很多使用这种呼吸模式的人认为，必须认真对待每一件事，他们无法忍受失控，不会随遇而安。

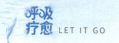

　　此外，还有很多种复杂的呼吸模式，而且每一种的背后都有缘由。良性呼吸练习做得越多，就越能摆脱受限性呼吸模式，进而养成良好的呼吸习惯。

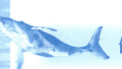

你是用腹腔呼吸还是用胸腔呼吸？

　　以下简单的练习可以帮助你了解自己的呼吸模式。

1. 坐立，保持脊柱挺直。放松两肩，避免肩部前移。闭上眼睛。

2. 用鼻孔吸气，再用鼻孔呼气。

3. 重复 2 至 3 次。

4. 将一只手放在腹部，另一只手放在胸部。继续用鼻孔吸气和呼气。注意感受哪个部位的呼吸现象更为明显。是胸腔还是腹腔，或者两者同样明显？更明显的部位表明了你的主要呼吸模式。

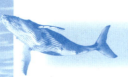

纠正不良的呼吸习惯

　　以下简单步骤可助你纠正不良的呼吸习惯，培养一种开放式且健康的呼吸方式。

1. 从腹腔开始：通过腹部吸气，使腹腔向外扩张，横膈膜向下移动，从而打开肺部下方区域。这一过程对身体极为有益，因为该区域的肺泡密度最高。肺泡负责将氧气输送到血液中。

2. 到身体的中间部分：当吸气进入腹腔后，呼吸波应从横膈膜向上移动至肋骨。大多数情况下，呼吸在横膈膜处受限，这一区域被称为"恐惧带"，是身体因"战逃反应"机制而承载最多情绪创伤和肌肉压力的部位。

3. 再到胸部区域：经过横膈膜后，呼吸波应向上移动至胸腔，并通过心脏区域。心脏区域是一个容易堵塞的区域，常因情绪压力导致肌肉紧缩。压力通常积聚在双肩和胸部上方，当你感到压力或难以释放压力时，这些区域可能会出现压迫感，甚至引发恐惧或焦虑情绪。

4. 喉部区域：经过心脏区域后，呼吸波在胸腔上部与喉咙处达到高峰，同时激活了胸锁乳突肌、斜方肌、小胸肌等继发性呼吸肌肉。虽然这些肌肉为呼吸系统提供了平衡与稳定的环境，但它们的重要性不及原发肌肉，并且更容易疲劳。因此，在使用喉部区域时，你可能会发现自己在沟通和表达上显得有些不自然。另外，下巴是一个承受压力的重要部位。当个体经历愤怒、痛苦等压抑性情绪时，可能会出现牙齿打战的现象。

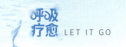
如何养成良好的呼吸模式?

每个人或多或少都会体验到紧张,无论是从遗传学、人类基因、内分泌系统还是呼吸模式的角度来看。不同的人群可能需要不同的练习方式,但仍有一些基础练习适合大众,可以帮助我们改善呼吸模式,培养良好的习惯:

- 理解健康呼吸模式的含义,并充分利用自己的呼吸。
- 整理思绪,使其平静下来,有意识地避免被动反应。
- 了解自己的情绪,弄清楚自己是如何在潜意识中阻碍自我良性发展的。

实际上,掌握对呼吸影响力的控制,并不需要学习什么新的技巧,只需了解并改善自己的呼吸习惯。如果你想找到一个真正的呼吸大师,观察熟睡中的婴儿即可。

婴儿时期的呼吸是最自然的,腹腔、胸腔、背部或横膈膜都不会有压力。然而,随着年龄增长,大多数人会失去充分呼吸的自然本能,导致整个呼吸系统的利用率仅为30%。在婴儿时期,人们不会有压抑的感受,也不懂得恐惧、羞耻、自责或尴尬,会直接表达自己的感受。在这一时期,人们的思绪不会分散,也不会通过屏住呼吸或浅呼吸等方式去隐藏内心,控制情绪与感受。

　　从 3 岁到 7 岁，人的情绪开始逐渐完善，会越来越关注周围的环境、文化氛围、同龄人以及权威人士。外界环境会教会我们进行自我调整，教会我们冷静、平和、勇敢。当我们感到愤怒、尴尬、沮丧、悲伤、愧疚、愉悦，甚至当我们努力不让自己大笑时，都会用一些规矩给自己设定界限与阻碍。

　　人类后天习得的一些行为也会导致呼吸性功能障碍，例如，男孩会模仿成人挺胸以显得强壮；体操课或舞蹈课上，孩子们会被要求收腹、挺直背部。我们的身体就像是一种记录过去的生物刻录机，会记录所有习惯。随着时间的推移，呼吸系统内的肌肉会在组织与筋膜中留下这些记忆，形成一种默契。

　　人的呼吸模式反映了其生活模式，而有些生活模式可能并非良性。当你努力调整受限的呼吸模式时，呼吸过程会变得开放、舒畅，生命也会变得更加自由。与任何练习一样，呼吸练习中最艰难的部分是静下心来去做。重点是从小事做起，如果你能坚持每天练习，不久之后，它就会成为你的生活方式。

静下心来，感受呼吸的存在

　　每天，你都有选择权，可以选择是将呼吸视为理所当然，还是充分利用它去感受和体验生命所赋予的一切。以下练习可以帮助你静下心来，体验身体中的感受，并对自己的呼吸有一个清晰的认知。

1. 注意呼吸在身体中的流动。集中精力观察自己的呼吸，让思绪随着呼吸而动，观察、体会、感受呼吸的来去。

2. 此刻的感觉如何？无论好坏，你都不要带有主观判断或控制试着去接受这种感觉，注意自己的呼吸与感受。

3. 将注意力放在呼吸上是观察自己真实感受的最佳方法。你可以问自己：我累了吗？我幸福吗？我焦虑吗？我放松吗？我想得太多了吗？我集中注意力了吗？

4. 我是否承受了压力？身体的哪个部位感到紧张？哪个部位感到放松？对自己的身体状况有一个清晰的感知，体会双脚踏在地上的感觉，体会尾骨接触椅子或地板的感觉，感受脊柱的状态，是挺直的，还是弯曲的？

5. 注意自己的呼吸，有意识地关注吸气与呼气，让自己感到平静，在放松、自然的状态下再进行几次呼吸。通过鼻孔慢慢吸气，再通过鼻孔慢慢呼气。注意此刻的感受。

6. 吸气、呼气时，注意自己的下巴，是放松的还是轻微咬合的。让下巴放松，上下颚之间留出缝隙，肩膀下垂。当你逐渐对呼吸有所感知时，才能真正地感受当下，才能意识到自己的感受。

7. 呼吸要缓慢而轻柔。现在开始，长长地吸气，再长长地呼气。充分感知自己的呼吸，从被动"喘气"到主动"体验"。

8. 呼吸运动要从下腹部开始。观察自己是否能在吸气、呼气时让腹部运动起来。这是你开始有意识地进行呼吸的标志。

9. 吸气时让小腹扩张，呼气时小腹收缩。

10. 吸气的同时从 1 数到 3，呼气的同时再从 1 数到 3。简单做几次呼吸练习，用鼻孔吸气、呼气时，无须刻意控制。

11. 如此循环往复地练习几次，按照自己的节奏。关注自己的呼吸，体会吸气与呼气时的感觉，是吸气更顺畅，还是呼气更顺畅，或者两者感觉相同？

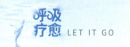

实现健康呼吸的第一步

在儿童时期，人们本能地通过横膈膜进行深呼吸。因此，实现健康呼吸的首要步骤是练习使用横膈膜进行呼吸。这不仅是学习新技巧，也是重新找回我们早期呼吸模式的练习。这种练习相对容易上手，但需要通过不断重复来形成肌肉记忆。此外，要使这种呼吸方式成为自然行为，还需要改变以往不良的呼吸习惯。横膈膜承受着压力，尤其是在处理悲伤、痛苦等情绪时。要实现横膈膜的良性呼吸，需要原始肌肉，也就是下腹肌和肋间肌的协同工作。

在中医学中，横膈膜被视为上半身与下半身的交会点，负责调节全身精气的流动。人类使用横膈膜呼吸的能力经常会受到抑制，这不仅是因为肌肉力量不足，也因为缺乏这方面的意识。横膈膜还会与其他呼吸肌肉协作，如果其活动受限，可能会引起下巴、腰肌和臀肌的紧张。在教导人们进行呼吸练习时，我通常从横膈膜开始教学，因为尽管大多数肌肉可能处于紧缩状态，但这并不意味着它们很强壮。

当"战逃"机制频繁被触发时，人体可能会将胸腔呼吸视为默认的呼吸模式，导致呼吸不稳定、急促、无规律或浅薄。这种习惯一旦形成，可能会导致相关肌肉被过度使用，并将呼吸运动限制在胸部。由于肺的下半部毛细血管分布较多，因此上部胸腔的呼吸运动不如横膈膜深呼吸的换气效率高。

横膈膜是由强直肌和肌腱组成的圆顶形薄膜，在呼吸中起着至关重要的作用。吸气时，横膈膜收缩，腹部下降，你会感觉到腹部轻微隆起；呼气时，肋间肌和腹部肌肉均会收缩。你可以花些时间找到横膈膜的位置。

呼吸是连接身体与心灵的桥梁。有意识的横膈膜呼吸练习可以刺激副交感神经系统，使身体进入休息模式，消化系统活动减缓，心率和血压下降，呼吸频率也随之减慢，血液更多地供应到消化和生殖系统。

当副交感神经系统活跃时，负责提高心率、血压、呼吸频率的交感神经系统将血液供应到大脑和骨骼肌，准备"战逃反应"的交感神经系统活跃度会降低。降低交感神经系统的活跃度可以打破肾上腺素和皮质醇的恶性循环，这些激素可能导致慢性压力，并增加焦虑症和恐惧症的风险。

呼吸时，横膈膜的舒张和收缩会刺激淋巴系统，对内脏器官进行"按摩"。淋巴系统与免疫系统共同协作，帮助人体清除体内毒素。简而言之，良性呼吸能够提高人体的排毒能力。

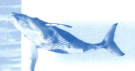

腹式呼吸

通过腹式呼吸练习，你可以更加关注自己的呼吸，使头脑平静下来，提高专注力。你可以随时根据需要进行练习，无论是在书桌旁、火车上，还是家里的沙发上。

1. 双手放在腹部，感受呼吸波的流动和其在体内的传递。放松下巴、脸颊和双肩。吸气时，横膈膜收缩、向下舒展，为吸入气体创造空间。呼气时，横膈膜恢复原状，将气体推出体外。

2. 保持脊柱挺直，感受尾骨与座位的接触，双脚平放在地面上。头部摆正，微微仰头朝向天空。放松喉咙和下巴。

3. 慢慢通过鼻孔吸气。当腹部鼓起吸气时，让空气自由流入，使身体两侧、下肋骨、横膈膜、背部以及背部下方得到舒展。然后缓缓地通过鼻孔或嘴巴呼气，感受腹部的收缩。

4. 双手交叉环绕在下胸腔，仿佛给自己一个拥抱，同时进行吸气动作。吸气时腹部扩张，呼气时腹部收缩。放松两肩和下巴。

5. 重复上述过程 10 至 20 次，注意体会自己当下的感受，是清醒、疲倦还是放松？

小贴士：如果你发现这项练习有困难，可以尝试趴在地板上，面朝下进行呼吸。这样，吸气时腹部会感觉到地面的支撑，呼气时腹部的压力会减小。接下来，尝试将呼吸运动引入到骨盆区域。双手放在脑后，每天坚持练习几分钟。腹式呼吸练习将逐渐帮助你将呼吸运动向下引导，激活原始呼吸肌肉。

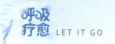

释放三大膈膜中的慢性压力

众所周知，横膈膜是分隔胸腔和腹腔的结构，但除此之外，还有两个同样重要的膈膜，它们确保了中央横膈膜的有效运作。这两个膈膜分别是盆腔膈膜和声膈膜。

盆腔膈膜位于盆腔底部，而声膈膜则位于从舌根到气管的上半段气道。当腹部长期处于紧缩状态时，盆腔膈膜会收缩，导致臀部肌肉紧绷。如果盆腔膈膜和声膈膜承受压力，将影响主膈膜的自由运动。有意识地关注这三大膈膜，并尝试释放其中的慢性压力，可以使呼吸更自由，提高肺活量。可以将膈膜想象为一道门，控制着精气的流动，其开合影响着气的进出。（图 1.1）

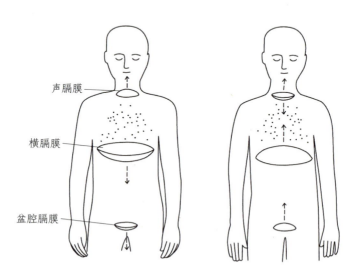

图 1.1　"气"在三大膈膜中运动

下颌在呼吸练习中的重要性

在教授呼吸练习和释放点的基础课程时，我通常从下颌开始。在婴儿时期，人们本能地使用颌肌进行吮吸、情绪表达和与他人交流。

颌肌不仅是表达情绪的主要部位，也是压力的主要表露点，储存着多年累积的记忆。当个体经历难以言说的痛苦时，下颌可能会变得紧绷，发出咔嚓声，感到酸痛，或在夜间出现紧扣和磨牙的现象。有时，这些问题的根源在于"呼吸"。错误的呼吸模式可能导致横膈膜功能失常，进而导致颈肩部肌肉过度使用。

通过放松下颌，可以使得横膈膜放松，呼吸更加顺畅。下颌与骨盆在生理上相互联系，一方的调整和放松会对另一方产生显著影响。颌肌是一种信号肌肉，当下颌放松时，其他部位的肌肉也会随之放松，包括脖颈、额头、颅底、喉咙和双肩。采用腹式呼吸，你还可以学会如何放松下巴。一旦下巴放松，身体大部分肌肉也会得到放松。

如果此时你正在呼吸，请尝试放松下颌，让上下牙齿微微分开。通过鼻孔进行吸气和呼气，舌尖轻触上颚，保持下颚放松。

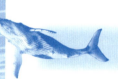

放松下颌

　　在使用口腔呼吸时，轻度的指压法可以有效缓解下颌的压力。

1. 使用食指和中指轻轻按摩上颌骨与下颌骨交会处的肌肉。你也可以通过打哈欠、叹气或进行大幅度的口部运动来深度缓解这一区域的压力。

2. 洗净双手并修剪指甲，在口腔内进行按摩，特别是后部那些负责开合下颌的大块肌肉。你可能会惊讶地发现这些肌肉非常紧绷，按摩时请保持轻柔的力度，以缓解肌肉的紧张。

臀肌与腰肌

我常将臀部比喻为一个抽屉，当人们不知如何安置手中的物品时，便会随意将其放入其中。类似于颌骨的颤抖，臀部也会出现下意识的反应。每当人们压抑情绪或感受到威胁与压力时，身体会做出应激反应，导致臀部紧绷。这种反应象征着蜷缩或逃跑的本能，以避免受伤。应对压力的本能反应涉及使用臀部肌肉以逃跑、踢打、反击，或退回到一种原始状态，以保护核心区域不受伤害。当颌部或臀部紧绷时，周围肌肉也会变得更紧张，可能导致沉重的情绪感受。

腰肌是深层的核心肌群，我称之为"灵魂肌"。它起始于腰椎，沿脊柱两侧形成一条肌肉带。腰肌与"战逃"机制密切相关，腰肌紧绷往往是由恐惧情绪引起的。恐惧造成的心理创伤可能导致背部、臀部、膝盖和消化系统出现问题，也可能造成呼吸功能障碍。

腰肌是连接上半身与下半身的纽带，也是连接呼吸、运动、人体感受及治愈功能的纽带。通过呼吸练习可以恢复腰肌的平衡能力，在此过程中，你可以释放所有郁结的压力，从而改善身心健康。

你可以结合呼吸练习进行一些伸展运动，以帮助身体更好地释放压力，如气功和轻瑜伽。协调性动作、呼吸和冥想等让身体舒展的方式，都有助于释放压力。对初学者而言，弓形姿势、鸽子式和侧弯姿势都是很好的选择，它们不仅可以帮助你释放压力，还能疗愈旧时的心理创伤。

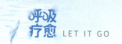

水平呼吸与垂直呼吸

　　水平呼吸与垂直呼吸的不同之处在于，一种是我们与生俱来的，而另一种是后天形成的。现在，请进行一次深呼吸，并注意整个过程是如何运作的。呼吸运动会不断牵扯到肩部、胸部及颈部的肌肉，导致肩部累积压力。

　　你可能会发现，在深呼吸时，你的肩膀会向耳朵方向抬起，随后胸腔中的气体被排出，而腹部区域的动作并不明显。中间位置或许有些许动作，但胸部紧绷，小腹的动作更不明显。这就是所谓的锁骨呼吸或垂直呼吸。如果你经常感到肩颈酸痛，那么这很可能是由垂直呼吸引起的。垂直呼吸会导致肩部及颈部肌肉的过度使用，造成不必要的压力。加之现代人久坐不动的生活方式，问题会更加严重。（图 1.2）

　　呼吸不应仅仅是上下运动，而应更多地关注和感受吸气与呼气的过程。吸气时，注意让腹部、后腰和肋骨扩张；呼气时，这些部位收缩。我观察到许多人的呼吸都是上下直动的，我总是鼓励他们尝试练习更具扩张性的水平呼吸，将吸气与呼气的动作想象成拉动手风琴或泵动风箱。（图 1.3）

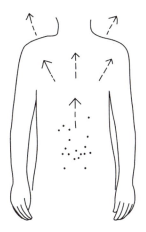

图 1.2　垂直呼吸

在深呼吸时，肩膀会向耳朵方向抬起，随后胸腔中的气体被排出，胸部紧绷，腹部区域的动作不明显。垂直呼吸会导致肩部及颈部肌肉的过度使用，造成不必要的压力。

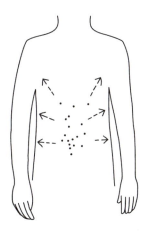

图 1.3　水平呼吸

吸气时，注意让腹部、后腰和肋骨扩张；呼气时，这些部位收缩。将吸气与呼气的动作想象成拉动手风琴或泵动风箱。

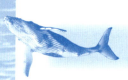

扩张呼吸

扩张呼吸可以更好地促进你与横膈膜之间的沟通与联系，使你更有效地使用主要呼吸肌。你可以在任何地方进行这项练习。

1. 放松两肩，注意不要向内扣肩，闭上双眼。

2. 用鼻孔深吸气，再通过鼻孔呼气。

3. 重复 2 至 3 次，吸气后呼气。

4. 接着，双手在下胸腔部位交叉环绕，仿佛给自己一个拥抱。用双手感受呼吸时的动作。

5. 用鼻孔吸气和呼气。想象呼吸过程是在一个倒三角形的空间中进行的，从倒三角的最低点开始，逐渐向上移动。

6. 注意呼吸时动作明显的部位，将其想象为从内向外扩张的过程，而非简单的上下运动。保持两肩放松，确保呼吸是从内向外扩张的，感受呼吸带动腹部与胸廓运动的感觉。（图 1.4）

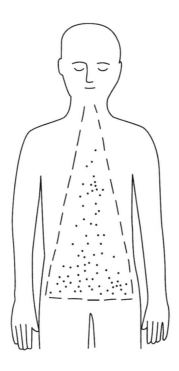

图 1.4　扩张呼吸

　　扩张呼吸可以更好地促进你与横膈膜之间的沟通与联系，使你更有效地使用主要呼吸肌。

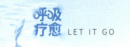

鼻呼吸与嘴呼吸

常有人询问，究竟是通过鼻子呼吸好，还是通过嘴巴呼吸更佳。某些高级的呼吸技巧确实需要借助嘴呼吸，但在日常生活中，我们通常推荐使用鼻子进行呼吸。

鼻子是空气进入肺部前的第一道防线。然而，在人们感受到压力、不适或焦虑时，呼吸往往会受到影响，可能出现叹气、下颌颤抖或转为通过嘴巴呼吸的情况。鼻腔内的鼻毛、黏液和纤毛能够过滤掉灰尘、花粉、污垢等颗粒，也能拦截潜在的传染性细菌和病毒。嗅觉系统中的苦味感受器会触发免疫反应，而鼻腔和鼻窦产生的一氧化氮则具有杀灭细菌的功能。

然而，通过嘴巴呼吸并非全无益处，有时甚至是必要的，也是人类的本能行为。例如，在唱歌、兴奋或大笑时，人们也会通过嘴巴呼吸。在说话时，由于嘴巴张开，也会不可避免地吸入空气；在进行跑步等运动时，由于需要更多的氧气，人们通常会同时使用鼻子和嘴巴呼吸。

目前，这一领域也有专门的研究。尽管有观点认为通过嘴巴呼吸可能会激活人体的"战逃反应"，但如果人们希望进行更深层次的呼吸，或通过呼吸实现某些治疗目的，嘴巴呼吸是必要的，因为在有意识地使用嘴巴进行呼吸练习时，身体会进入一种深度放松状态。

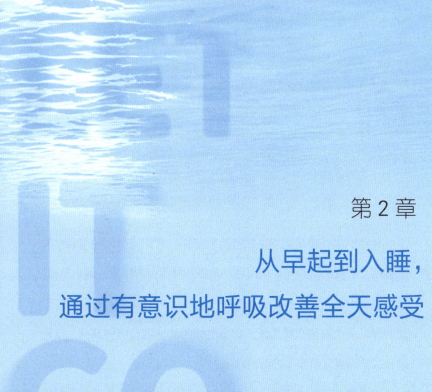

第 2 章

从早起到入睡，
通过有意识地呼吸改善全天感受

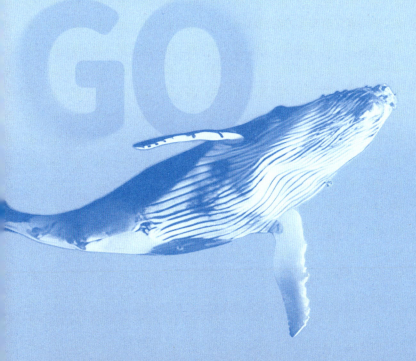

呼吸
疗愈

　　有意识地呼吸是实现良性呼吸的前提。它使我们能够与自己的呼吸建立起紧密的联系，从而更好地感知呼吸是否正常，是否平稳，是否存在困难。通过有意识地控制呼吸的频率、深度、节奏和方式，我们可以向大脑的边缘系统，即参与行为和情绪反应的部分，发送信号，从而恢复清醒与冷静的状态。

　　本章的练习旨在帮助你随时感知并利用自己的呼吸，从早晨醒来到夜晚入睡，改善全天的整体感受。

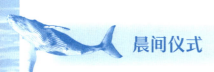

晨间仪式

　　我经常通过以下练习来放松肌肉、平静心绪、促进血液循环，并给自己带来平和的感受。集中注意力，进行一次深呼吸，清空大脑，这在新的一天开始时尤为有效。

　　你可以坐着或平躺在床上进行此练习，让身体慢慢苏醒，焕发精神。你也可以在工作或学习期间进行此练习，为自己充电，恢复活力。随着时间的推移，你可以逐渐延长练习时间，并增加练习的强度和力度。

1. 坐下或平躺，保持身体直立，放松身心，闭上眼睛。

2. 通过两个鼻孔缓缓地、深深地吸气，气息长度不做具体规定，以舒适为宜。

3. 放松两肩，主要使用小腹和胸腔进行呼吸动作，保持下巴放松。

4. 在可承受的范围内尽量屏住呼吸，但不要强迫自己。有意识地放松下巴、喉咙、脖颈、肩膀、横膈膜和腹部肌肉。越放松，屏住呼吸的时间就越长。

5. 通过两个鼻孔将气体慢慢地呼出，同样无须特定长度，以舒适为宜。

6. 重复此练习 5 次，然后暂停，体会自己的感受。

小贴士：吸气与呼气的过程中，无须特定气息长度，也无须规定呼吸次数。在不费力的情况下，保持每次呼气和吸气的深度和力度即可。

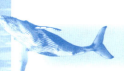

随时随地的日常练习

以下练习不仅能够调节神经系统，还能帮助你改善潜意识中的呼吸困难，帮助身体回忆起以往的呼吸习惯，从而缓解压力。你可以在床上、上班路上或洗澡时进行练习。坚持每天练习，你将发现自己的下巴、肩膀、胸腔和小腹变得更加放松，更有张力。

1. 用鼻孔吸气，同时从 1 默数到 6，然后用鼻孔呼气，再次从 1 默数到 6，保持下巴和肩膀的放松。这种呼吸方式向大脑传递了"我是安全的，我是放松的"信号。

2. 让呼吸保持放松和平缓，不要用力。如果觉得从 1 数到 6 的时间太长，可以从 3 开始，或从 4 开始。保持耐心，不要强迫自己完成呼吸练习。

3. 集中精力于呼吸，将注意力完全放在吸气和呼气上。吸气时，感受下胸腔和腹部的扩张；呼气时，感受这些部位的收缩。

4. 继续进行几轮练习。

5. 吸气，心中默数 2、3、4、5、6。

6. 呼气，心中默数 2、3、4、5、6。

7. 几分钟后，体会身体和精神上的感受。

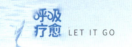
释放日常压力，激活天生本能

在日常生活中，无论是棘手的情况还是如上班迟到这样的小事，都可能直接激发人体的"战逃反应"模式，对正常生活造成阻碍。

我们生来就具备维持机体平衡的本能，医学上称之为"内稳态"。实际上，大多数人都处于一种持续性的轻度或重度焦虑状态，但"内稳态"不能持续激活。

长期承受较大压力或容易焦虑的人往往会采用上胸腔呼吸。如果你发现自己在呼吸时腹部没有参与，可以每天进行几分钟以下练习。

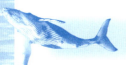

沙袋负重呼吸

这种解压式的呼吸练习不仅能提高肺活量，还能增强淋巴系统的排毒功效，同时保护身体免受细菌和其他有害物质的侵害，维护健康。深呼吸时，横膈膜向下收缩，胸廓张开，增加氧气流动，降低心率，带来了平和与放松的感觉。在练习中你可能感到呼吸急促，难以平静，不必担心，这样也能有效地促进横膈膜的运动。

如果你没有沙袋，可以使用一袋米或一本重书。

1. 平躺，膝盖弯曲，双脚平放于地面。双臂置于体侧。

2. 放松并调整呼吸，感受通过鼻孔吸气和呼气的过程。

3. 集中注意力于小腹。吸气时腹部鼓起，呼气时腹部收缩。

4. 两次呼吸之间可以稍作停顿。

5. 将沙袋或其他替代物品放置于腹部。双手放在重物上，感受其随呼吸浮动。重物的压力有助于集中注意力。吸气时重物上升，呼气时重物下降。调整呼气节奏，放松身体，尽量使呼气与吸气时间相等。这种方法不仅能够强化横膈膜，还能锻炼腹部肌肉。

6. 结束练习时，可以通过鼻孔或嘴巴轻微叹息，让腹部恢复原位。无须费力呼气，让气体自然流出和流入。重复几分钟，同时关注自己的感受。

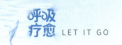

找回专注

一个人平均每天会产生约 5 万个想法，会不停地胡思乱想。当我们回忆过去的事情，遗憾本该有更好的结局时，或大脑中不断涌现的不安分的思绪影响我们对未来的展望时，呼吸可以帮助我们找到前进的动力，让我们专注于当下，避免产生不切实际的想法。

在日常生活中，如果经常产生消极想法，消极的神经通道就会变得更加活跃，容易导致情绪低落或焦虑。如果你能投入一些精力与自己的呼吸建立联系，从积极的角度看待问题，大脑的"幸福"中心就会释放多巴胺与血清素，带来愉悦和满足感，结果将大不相同。当思绪沉浸在回忆或幻想中时，呼吸练习可以将你拉回到现实中。一旦与呼吸建立联系，就可以从混乱的思绪中抽离，并训练神经通道共同激活，从而进行积极思考。

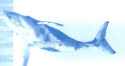

能量浓缩式呼吸

　　这种呼吸方法也被称为喷火式呼吸或卡帕拉哈蒂式呼吸，可以有效激发能量，促进消化系统功能，特别是在下午感到困倦或需要提神时。通常情况下，为了驱赶午后的疲倦或早晨提神，人们可能会选择咖啡或糖果，但在尝试这些之前，你也可以尝试下面的呼吸练习，它能加快新陈代谢，让你精力充沛。

1. 直立坐定，脊背挺直，双手自然放置于大腿上。

2. 通过鼻孔缓慢、深入地吸气。主动呼气，被动吸气。

3. 深吸气。

4. 用鼻孔呼气时尽量收腹，肚脐向脊柱贴近，以舒适为前提。

5. 一只手放在腹部，感受腹部肌肉的收缩。

6. 接着，放松肚脐和腹部，让气体自然流入和流出。重点在于关注呼气时腹部的收缩。

7. 以 10 至 20 次呼吸为一组，练习多次后可以增加组数。

8. 完成一组后闭眼放松，注意身体的感受。如果可能，再进行 2 至 3 组。

　　注意： 此练习可能会导致体内微量二氧化碳减少，但这是安全的，并且具有清肺效果。如果接着进行慢呼吸等调息运动，如交替鼻孔呼吸，你的呼吸将变得更长、更深，更容易进入安定、沉静的状态。

面对挑战时，如何调整自己的状态？

在体育竞技和工作领域中，我们的表现往往与生产力、满意度和效率紧密相关。面对紧张和挑战，我们可能会感到不安、迷茫甚至绝望。在这些时刻，我们应该如何调整自己的状态？

人们常常过分关注自己在他人眼中的形象，渴望获得认可，并试图影响他人的看法。然而，最值得投入精力的，是改变对自我的认知。通过调整行为方式、思维方式和内心的杂乱想法，我们可以重新认识自己，并与自己对话。

当你能控制自己的呼吸时，你将随时都有能力改变自己的感受。

现在，让我们从呼吸开始。关注自己的呼吸有助于清晰地认识自己的想法，并避免陷入过度思考的恶性循环。人们可能会因批判性思维而产生消极的自我评价，如"我不够好"、"我不适合"或"我做不到"。这些想法若不加以控制，会导致注意力分散，失去自我感知，并可能引起白天的疲劳和夜晚的失眠。通过清除这些反刍式的想法，我们的思维将变得更加清晰和积极。

尝试监测自己的行为，看看有多少时间是花在屏幕上的。如果

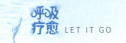

在浏览新闻、社交媒体、天气变化这类信息上花费了大把时间，你可能会身心不适。相反，减少对屏幕的依赖，更多地观察内心世界和周围环境，将更有益于我们的身心健康。

减缓生活节奏可能会让一些人感到不安，但实际上，恢复平衡的最快方式往往是放慢脚步。正如飞机上的安全指示所提醒的，照顾好自己才能更好地帮助他人。记得进行呼吸练习，每天坚持，即使是小小的改变，也能带来积极的影响。

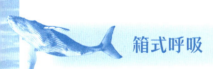

箱式呼吸

　　箱式呼吸法是一种简单的放松技巧，能够帮助我们调整呼吸节奏，使身体放松，头脑清醒，并提高注意力。这项练习可以在任何地方进行，无论是在办公桌旁、排队等待时，还是在咖啡店内。

　　它特别适用于当我们感到时间紧迫或空间有限，如照顾孩子、参加学校运动会、面临截止日期压力，或在烹饪和沐浴时。睡前进行这项练习，也有助于我们从工作状态中解脱出来，享受宁静的夜晚。

1. 舒适地坐下，背部靠在椅子上，双脚平放于地面。

2. 闭上双眼，通过鼻孔缓慢吸气，从 1 默数至 4，感受空气充满肺部。

3. 屏住呼吸，从 1 默数至 4，保持下颌放松，双肩下沉，享受这一过程。

4. 缓慢呼气，从 1 默数至 4。

5. 重复以上吸气、屏气、呼气的过程至少 3 次。建议持续练习 4 分钟，或直到感到情绪稳定。

6. 如果感到难度较大，可以调整为从 1 默数至 3。

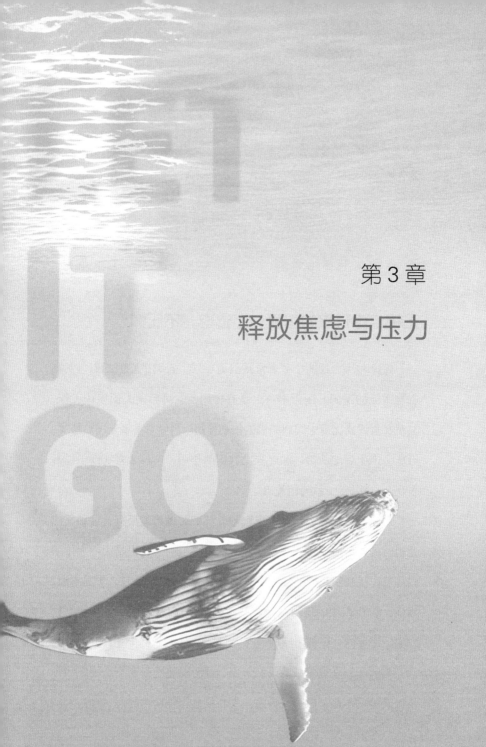

第 3 章

释放焦虑与压力

正视焦虑带来的感受，不逃避，不压抑

焦虑和压力这两个概念常被混为一谈，它们虽看似相似，实则有着本质的不同。压力不一定是有害的，它可激励人们完成工作，甚至在会议或比赛中起到积极的推动作用。当你对某事充满热情时，可能会产生焦虑情绪，加之肾上腺素的作用（这种激素有助于提升表现），会引发一系列相关感受。

总体而言，压力是对可识别的外部威胁做出的反应，这种反应是暂时的，可以通过"战逃反应"机制来抵消。这也是为何人体的内部反应机制使我们准备好应对这些威胁。处理压力是人类的本能。然而，长期积累的压力对健康是不利的。"保持冷静、坚持住"这样的话语可能会压抑情感的表达。

当前，如仓鼠轮般的生活节奏、社会期望、不断更新的新闻资讯以及睡眠不足，都可能导致人们长期处于低压力状态，而这种状

态已逐渐被视为常态。确实，处理压力是人类的本能，但它也需要时间来消化。如果不给自己留出适当的思考空间，压力最终会以某种形式显现出来。

相比之下，焦虑更多是一种内在的情绪状态，它是人们对已感知压力的反应。这种压力威胁可能是真实的，也可能是想象中的。直接威胁我们安全的因素，如工作安全、身体健康等可能会消失，但焦虑情绪却往往挥之不去，因为我们总是担心这些威胁会再次出现，总是回想起过去的困难经历，或一下子想到最坏的情况。

人们不仅在生活艰难时感到焦虑，即使在职业生涯的高峰或甜蜜的恋爱中也可能出现焦虑。人生各阶段都可能产生焦虑，我们不应总是试图逃避它，而应更多关注自身，深入了解焦虑的根源。焦虑可能导致多种不同的身体症状，如胃痛、手抖、潮热、胸闷，以及感觉完全失控。最糟糕的是，这是一种从外表难以察觉的情绪，人们总是尽力掩饰，不愿被人看见，它可能隐藏在平静的表情背后，或隐藏在一顿精心准备的美妙大餐背后。

深呼吸可能并不总是有效，因为除了深呼吸外，还需要学会改变呼吸模式和调节参与呼吸的身体部位。

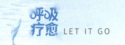

焦虑与压力是人在面对威胁时，自主神经系统处理信息所引发的自然反应。人体内部存在一种古老的保护机制，该机制在古代是为了躲避如老虎与狼群等捕食者的威胁而逐渐形成的。在现代日常生活中，这种保护机制仍可能被激发，有时甚至变得难以控制。尽管现代人类不再需要依赖神经系统来逃避猛兽的追击，但在我们的心灵深处，仍存在着许多隐喻的"老虎"。无论是面对一头狼，还是面对一项看似不可能完成的任务，或是面对真实与感知中的威胁，人体压力机制的反应本质上是相似的——一旦感知到危险，神经系统便会释放出相应的信号。

当具有威胁性的刺激出现时，人体会释放一系列激素，最终导致肾上腺素和皮质醇的产生。肾上腺素能提升心率、血压，并加快呼吸频率，以便将血液更有效地输送至大脑，提高警觉性，并使骨骼肌随时准备进行战斗或逃跑反应。

此外，肾上腺素还会引起排汗，以释放肌肉在高强度工作中散发的热量；导致瞳孔扩大，以提高视力。皮质醇则促进糖原分解，释放葡萄糖以满足能量需求，但过量的葡萄糖释放可能导致脑雾和疲劳。若人体内部的警报系统持续受到刺激，可能会导致慢性压力、恐惧症、慢性焦虑症等状况，进而影响消化系统和生殖系统，引发如过敏性大肠综合征、便秘、月经不规律、性欲减退等症状。

焦虑往往导致呼吸急促或憋气，这种呼吸通常起始于胸腔，即所谓的胸腔呼吸。许多焦虑症患者尝试通过冥想和呼吸训练来缓解症状，却发现焦虑和恐慌症状有所加剧。这可能是因为深呼吸练习并未改变其呼吸模式，也未能调节参与呼吸的肌肉部位。

如果你在感到焦虑或恐慌时尝试深呼吸，但呼吸动作仍然局限于上半身，且横膈膜处有压力积累，那么实现腹部的深度横膈膜呼吸将变得困难。这可能是因为相关肌肉长时间未得到锻炼，而被其他过度使用的肌肉所取代。

潜意识中与恐慌感相关的部分可能会抑制甚至停止呼吸运动，这是一种自我保护机制。我们可以通过改变呼吸方式与潜意识进行沟通，让身体认识到当前状况并不危险。

营造心理空间，温和减压

焦虑通常源自对过往触发神经系统事件的记忆，或是对未来可能发生事件的过度担忧所形成的循环性思维模式。为了有效管理这种情绪，有时需要重新体验并处理那些长期被压抑的感受。

本章的练习旨在与神经系统进行温和的对话，通过非强制性手段为神经系统减压，并缓解那些因过度使用而限制呼吸模式的微型肌肉。如果呼吸运动不是从腹部发起的，那么再多的深呼吸也是没有意义的。因此，每日坚持温和的呼吸练习有助于逐步改善长期养成的不良习惯。

你可以通过呼吸练习告诉自己的身体："你是安全的。"此外，

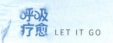

你还可以通过呼吸练习来感知焦虑或压力的程度，逐步释放情绪，缓解症状。

呼吸练习有助于缓解焦虑情绪，但首先要意识到这种情绪的存在，接纳它，并与之和平共处。呼吸可以在刺激出现与身体反应之间创造一个暂停的时刻，这有助于人们保持必要的理智，以处理压力事件，重新调整状态，恢复活力，而不是持续处于紧张状态。

虽然我们无法改变周围的环境，且令人担忧的事件可能会频繁发生，但我们可以调整自己的状态以应对各种情况。活在当下是一种积极的应对策略。不必掩饰自己的感受，也不应试图抹去记忆。相反，我们应学会充分体验并接受自己的所有经历，选择与这些经历和谐相处，而非与之斗争。

呼吸有助于缓解焦虑情绪，但首先是要意识到这种情绪的存在，接受它，与它共处。

营造心理空间是一种有助于找到焦虑症状根源并初步了解压力源的方法。通过这种方法，可以尝试对压力源进行调整。当人体感知到威胁时，心理上很难达到放松状态。但你可以通过训练大脑和神经系统，使它们能够以健康的方式对周围环境做出反应，并触发适当的机制，如调整呼吸的节奏、频率和深度。

通过一系列深层次的呼吸训练疗法，可以探索导致功能性呼吸障碍的原因。神经系统对情绪和过往事件的反应，正是源自这些深层次的机制。

每个人的童年和成长过程都不会一帆风顺，都会遇到艰难时刻，经历恐惧或尴尬。例如，在全班同学面前讲话时因脸红被嘲笑、在舞台剧演出中忘词而遭遇尴尬、在同事面前讲话或在大型会议上发言遇到困难……每当遭遇类似情况，理智可能都会告诉你，当前状况与过去不同，但身体的其他部分可能还未与大脑同步，会将当前的感受与过去的体验直接联系起来，无论那段记忆被埋藏得多深。

在这种情况下，重要的是保持镇定，不要总是试图抵制或对这些感受感到恼火。相反，应该允许这些感受的存在，充分地体会它们，直到那些看似不起眼或沉重的回忆逐渐消退。这时，你的潜意识才会开始相信自己是安全的。同时，应尽量避免给自己增加额外的压力。

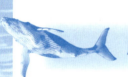

用呼吸识别并体验焦虑

　　焦虑往往是一种干扰性情绪，身体通常比大脑更早地感知到它。一旦焦虑出现，呼吸模式便可能发生变化。然而，如果我们清醒地意识到这些感受是由化学反应产生的能量，我们便可以对这些感受进行调整和控制，而不是被它们掌控。

　　下面这组简单的练习可以帮助你识别焦虑的类型，并通过呼吸完全体验它。无论是在家中还是工作场所，只要你感到焦虑，都可以尝试这些练习。它们将帮助你集中注意力，并带你回到当前时刻。

1. 直立坐定，放松双肩。感受双足与地面的接触。

2. 注意身体内部的感觉。

3. 注意周围环境，选取两件物品进行关注，可以是一把椅子或一面墙，在它们之间转移注意力，持续数秒，同时通过鼻孔慢慢吸气和呼气。

4. 感受地面和座椅的质地，是光滑的、是冷的……然后放松注意力或闭上眼睛。

5. 注意口腔内的味道和周围的声音。通过鼻孔呼吸，感受吸气和呼气时鼻腔中的气体是冷的还是热的，同时关注呼吸的长度。

6. 将注意力转回呼吸上。呼吸的波动是否位于腹部？胸部？还是其他部位？

7. 注意自己的呼吸模式。是快速还是浅显？是否感到受限？继续放慢呼吸节奏，将呼吸引导至下半身。

8. 双手置于腹部。通过鼻孔缓缓吸气，通过腹式呼吸使足够的空气流入，轻微地扩展肺部。然后缓缓呼气。

9. 继续采用腹式呼吸，吸气时腹部和胸廓扩张，呼气时收缩。双手放在下腹部，引导气体至此。吸气时腹部像气球一样鼓起。

10. 如果感受到了焦虑，就像对老朋友那样跟它打个招呼，体验这种感受，而非轻视或任其发展。

11. 想象自己的双脚像树木的根一样深入地下。吸气和呼气时，想象呼吸波动一直延伸到脚底。

12. 清晰地感知吸气和呼气时身体的状态。尽量不要抗拒或排斥这些感受，而是观察它们，像对待老朋友一样。记住，这些感受之所以存在，是因为身体机制试图保护你。

13. 与这些感受和谐相处，让它们知道你已经接收到信息，并且是安全的。与它们共存，因为它们终将消失——不要急于推开它们，而是陪伴它们，就像陪伴一个孩子一样，直到它们意识到自己是安全的。

14. 一边呼吸一边体会身体的各种感受，吸气和呼气时提醒自己：

"随它们去吧。"

"我就是我。"

"身体里的自我是安全的。"

15. 继续向腹腔深处吸气，通过吸气和呼气保持与整个呼吸过程的实时联系。当感到足够时，恢复正常的呼吸模式，并观察自己的感受。

注意：初次练习可能无法完全释放焦虑情绪，但每当焦虑情绪出现时，使用这种方法与神经系统协调，可以恢复身体的反应机制，并消除过往的触发因素。你可以把每一次练习视为一次彩排，逐渐地，这种焦虑反应将成为一种触发机制或信号，让你自动开启呼吸练习，直到你能够平静地应对原本令你不安的一系列反应。最终，焦虑反应等触发因素的活动性将减弱，变得更易于控制。

如何找回内在安全感？

外在威胁是触发人体"战逃反应"机制的关键因素。大脑持续不断地寻找着某些问题的答案，担忧、反刍、分析这些问题。如果一个人的"战逃反应"机制被激发，身体可能无法区分这是真实发生的事件还是仅仅是一个想法，身体只会立即启动防御机制。我们大脑中的杏仁核，不断地监测着潜在的危险。然而，当你有意识地进行呼吸，并对自身的呼吸模式有清晰的认识时，你就能够安抚自己的神经系统，让它相信你是安全的。

压力无疑会对免疫系统产生不利影响。因此，管理压力以及适当调整过高的自我期望至关重要。一旦压力减轻，炎症反应也会随之减少，有助于改善人体的免疫反应机制。如果炎症水平持续偏高，那么肺部、消化系统乃至全身各个系统都可能受到负面影响。

你要学会适当地做出改变，以一种灵活和友善的态度对待自己。避免错失恐惧（Fear of Missing Out，指一种由于担心失去或错过什么所产生的持续性焦虑），学会适时地说"不"，善待自己的内心，并与身体发出的各种信号进行沟通和协调。

越是能够与自己的呼吸建立实时的联系，就越能够实时感知自己的身体状态，从而减少内心的不安和焦虑。如果你能以温柔和善意对待这种不安感，它们也可能会变得更加温顺，不再干扰你，甚至可能转变成你的盟友，与你相伴。

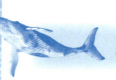

腹腔神经丛指压法

腹腔神经丛位于胸腔下方与腹部上方的区域，大致在肚脐上方及胸骨中心的下方位置。此处汇聚了多束神经，它们在腹部中心相互交叉并缠绕。它类似于太阳系的结构，中心位置集中了众多神经，同时有神经纤维向外辐射至人体的其他部位。腹腔神经丛在维持器官功能和准备应对压力方面扮演着关键角色，同时也是人体最早感知恐惧与愤怒情绪的区域。有些人在紧张或兴奋状态下能感觉到它的跳动。

彻底放松具有一定的难度。在我合作的人中，大多数人的腹腔神经丛区域都表现出明显的紧绷感。为了缓解这种状况，可以采用开放式呼吸技巧，释放横膈膜的压力，并轻柔地按压腹腔神经丛区域，同时配合呼吸，以激活副交感神经系统。

这一练习在任何条件允许的情况下都可进行，有助于使呼吸模式变得更加自由和自然。以下是实现腹式深呼吸的简单步骤，你可以在阅读的同时进行练习。

1. 保持脊柱直立，身体放松。沿着身体前方的中线向下，找到胸腔下方的位置，即腹腔神经丛所在，位于横膈膜下方。

2. 将右手放置于该区域，用拇指轻轻进行画圈式按摩，注意力度要均匀，避免仅停留在骨头上，而应渗透至肋骨以下。在按摩的同时进行吸气，可能会感到该区域有些紧绷，因此力度需保持非常轻柔。通过呼吸引导气体至该区域，利用拇指将紧绷的肌肉和经络逐渐揉散。在此区域持续按摩一段时间，并尽可能坚持每天练习。每当你感到压力和焦虑时都可以进行此项训练。

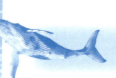

箱式呼吸结合腹腔神经丛指压法

箱式呼吸结合腹腔神经丛指压法具有提神醒脑、放松身心和集中注意力的功效。

如果你总是在会议或演讲开始前感到紧张，此方法能帮助你清除杂乱的思绪，将注意力集中于当下。

对于害怕在公众场合讲话的人来说，可能会遇到大脑一片空白，突然忘记要说什么的情况。这通常是因为一旦人体的"战逃反应"机制被激活，负责沟通与记忆的大脑前额皮质便可能暂时失去功能。以下练习有助于停止身体的警报反应，帮助你做出明确的决策。

1. 轻闭双眼，通过鼻孔进行吸气和呼气，将注意力集中在呼吸上。同时，可以结合腹腔神经丛指压法（详见之前的练习说明），配合腹式呼吸，以增强练习效果。

2. 放松双肩和下巴，随着腹部的鼓起缓缓吸气，持续 4 秒。

3. 屏住呼吸 4 秒，然后轻轻呼出，恢复原状。

4. 腹部收缩，轻轻呼气，持续 4 秒。

5. 再次屏住呼吸 4 秒，然后恢复原状。

6. 重复步骤 2 到步骤 4 至少 6 次，或持续进行此练习 4 分钟，直至感到冷静。

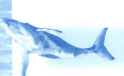

在睡前练习"深呼吸"

当你感到内心恐惧感飙升或极度紧张时，可以尝试将其视为一种常见的现象，并以一种好奇的心态去聆听和感受它。通过呼吸，你可以向内心的恐惧或焦虑传递一个信息：你已经掌握了一种更强大的力量——呼吸的力量。

建议每天坚持在睡前练习"深呼吸"，以便更有效地管理日常的焦虑情绪。不要仅在感到压力或焦虑时才开始练习。选择一个安静且不受干扰的地方进行练习，可以坐着或平躺。

练习的核心在于呼吸之间的停顿，以及在吸气时保持集中的注意力和坚定的意志力。如果思绪开始游离，温柔地将注意力引导回呼吸上。

1. 吸气时保持平和与稳定，吸足气后，张嘴吐气，放松，并注意在呼吸之间保持停顿。耐心等待片刻，然后再次呼吸。

2. 通过鼻孔吸气，嘴巴呼气。记住，呼吸应从腹部开始。吸气时腹部与胸廓扩张，呼气时腹部收缩。

3. 在每次停顿过程中，让身体深度放松，释放压力。在两次呼吸之间保持停顿，此时全身放松，释放所有压力。

4. 识别身体中存储压力的部位，然后用呼吸去感知这个区域，有意识地体验身体的舒张和压力的释放。

5. 使用两根手指找到胸骨的位置（胸骨的中心点），然后沿着胸骨向下找到胸廓的中心。再向下移动几厘米，将两根手指放置于此。呼气时轻轻按压，吸气时松开。注意，手指应放置在胸骨以下的位置，这里是腹腔神经丛。

6. 在吸气与呼气时，心中重复暗示"放轻松""我相信你，放轻松"。持续练习 1 至 2 分钟。

7. 头部向右侧倾斜，保持姿势，感受左侧颈部与肩部的放松。使用两根手指轻轻按压肩膀上方的斜方肌。呼气时按压，吸气时松开。

8. 暗示自己"我将从这里释放所有压力"。压力容易在肩膀处累积，尤其是长时间坐在书桌旁后。每次呼气，都能够让自己释放一些压力。

9. 持续练习 1 或 2 分钟，然后换另一侧。随着颈部的放松，两肩应该会感觉更舒适、更轻松。

10. 头部恢复原位，继续通过鼻孔吸气，嘴巴呼气。

11. 继续进行几轮吸气和呼气的练习，直到能够自然地吸气。呼气时，感受体内不必要的物质被释放。

12. 用鼻孔深吸气，然后像叹气一样用嘴巴大口吐气。进行三次这样的练习并注意身体的感受。

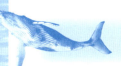

解压技巧

　　这个练习简便而高效，旨在提升思维清晰度，刺激大脑相关结构，带来内心的平和与幸福感。慢节奏的呼吸有助于增强心脏功能，提升个体的抗压能力。面对工作、学业、家庭、财务的担忧时，人们的思维可能变得不够灵活，容易做出武断的决定，情绪也可能变得更为敏感。以下练习旨在有效平衡和缓解这些状态。这个练习几乎可以在任何地方进行，但建议选择一个安静且不受干扰的环境。练习时长可以根据个人偏好，从 5 分钟至半小时不等。随着练习的深入，你将更深刻地领会其效果。

1. 放松双肩，想象呼吸的节奏渗透至心脏，持续保持这一状态。通过鼻孔轻柔地吸气与呼气，注意力集中于丹田（位于肚脐下方几厘米处），使呼吸在该区域流动。

2. 闭上双眼，开始感知自己的呼吸，意识到自己正在呼吸。让整个身体完全放松，想象呼吸波传递至脚底。将注意力向内转移，跟随呼吸，将外界环境暂时隔绝。

3. 在关注吸气与呼气的同时，也要留意身体的内在感受、周围的声音及外部感觉。

4. 让大脑进入放空状态，每次吸气与呼气时，都暗示自己"释放压力"。

5. 想象呼吸波在体内上升，向体侧、上方、下方移动。想象呼吸波从皮肤表面释放，扩展至宇宙，同时暗示自己"放轻松"。

6. 在吸气与呼气过程中，带动臀部与骨盆的轻微运动。尽管骨盆内没有膜片状肌肉，但与主膈膜有着密切的联系。

7. 持续关注呼吸，不断暗示自己"放轻松"：吸气时默念"放"，呼气时默念"轻松"。

8. 保持注意力集中，跟随呼吸，信任自己的直觉。此练习有助于内心逐渐沉静，大脑放空，扩展内在意识。

9. 当感到适宜时，将呼吸调整回正常模式，注意感受周围环境，睁开眼睛，体会自己的状态。

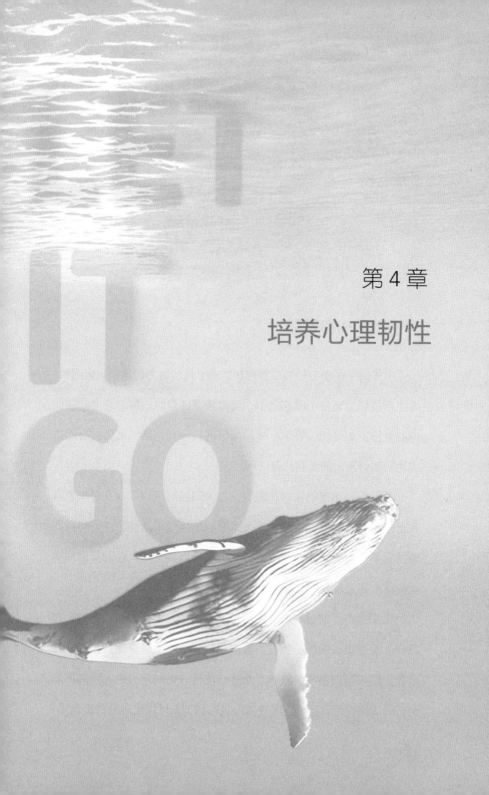

第 4 章

培养心理韧性

呼吸疗愈

接纳当下的自己和生活

　　个体的承受能力是其在精神和情感上抗压能力的重要决定因素。人生不可能始终处于掌控之中，面对情感体验时的接纳态度能够使内心变得更加坚韧。要学会接纳当下的自己和生活，不要过分期待成功、期待别人的爱和认可。

　　呼吸练习能帮助你忘却那些自以为知道的事物，以及对理想自我形象的执着，能让你放松下来，平和地接受不适感，让人明白即便感觉不佳也无妨，即便方向改变也是可以接受的，还能帮助你剔除生活中无关紧要的部分。

　　在探索内心的过程中，人们可能不自觉地屏住呼吸，抵制内在感受。潜意识试图保护我们，告诫我们避免冒险以确保安全，这导致我们陷入抵制循环，放弃了众多可能性。面对阻碍时，我们可能会感到无路可走，而通过呼吸练习进行调节，可以更容易打破僵局。

呼吸练习的目的不在于追求某个结果，而是鼓励自己与内心建立联系，为新能量的进入创造空间。每一次心跳和呼吸都是深刻了解自己的机会，有助于你接受生活中的不完美，并勇敢、从容地面对挑战。有时，我们可能想要改变旧习惯，放弃某些关系、职业生涯或生活方式，但迈出第一步可能异常艰难。适应新的生活方式，如饮食习惯或健身计划，可能会让你感到困难重重。

人的潜意识控制着每一个行动和决定。要做出改变，首先要理解自己的行为、思维方式和恐惧的根源。行为模式都有其诱因，包括环境、社会、精神和情感因素，因此改变并不容易。实现目标是一回事，但在过程中遇到困难和陌生感是另一回事。自我意识经常促使我们回到熟悉的环境。一旦感受到损失，我们可能会质疑自己的决定，即使长远来看这些改变可能带来更大的益处。

当我们与呼吸和谐共处时，可以获得更平和的心态。随着耐心和时间的投入，呼吸练习可以逐渐融入日常生活。

通过每一次呼吸去深刻地了解自己，这有助于接受生活中的不如意，并有勇气从容地面对。

在南美洲很多人使用的克丘亚语中，"ayni" 一词意指处于平衡状态的事物，可以描述外部环境或人的身体。这个概念还包含与大

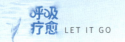

自然的互利共生关系，因为大自然是我们的一部分，是生命和一切事物的源泉。因此，我们有责任回馈大自然。当周围环境失衡时，我们应该意识到这一点，并学会平衡内心。

通过这种思维方式，我们可以识别身体倦怠的迹象和症状，调整和监测自身健康，减少其负面影响。有时，我们需要被提醒，我们是有适应能力的人类，而非一成不变的物体。一旦我们与呼吸建立了联系，就能回忆起如何适应不同的环境和氛围，以及如何做出适当的反应。

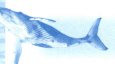

找回内心的平衡

　　当你感到情绪波动或思绪混乱，需要进行一番清理和恢复平衡时，以下练习可以有效地帮助你获得舒缓的空间。

1. 感受站立时脚下的土地，将注意力集中在呼吸上。吸气时腹部隆起，深入地吸入空气。呼气时，想象双脚向地面更深处扎根。

2. 专注于你的呼吸和身体的每一处感受。持续关注这些感受，让思绪随着吸气和呼气的节奏而动。

3. 想象呼吸波抵达脚趾，脚趾在向地下扎根。进行几次深呼吸。

4. 吸气时默数至 4，呼气时默数至 8。通过鼻孔吸气，然后通过噘起的嘴唇呼气。

5. 闭上双眼，将呼吸与心跳相联系。清晰地感知自己的内心世界。

6. 将全部注意力投向身体。感受阳光照射在皮肤上的温度，聆听周围的声音。向天空伸展双臂时吸气，缓缓放下双臂时呼气。重复这一动作，抬起双臂时吸气默数至 4，放下双臂时呼气默数至 8。

7. 确保呼吸的力度和深度，进行时要缓慢而有节奏，同时让大脑进入放空状态。

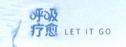

加强迷走神经的张力

迷走神经是副交感神经系统中最为关键的组成部分之一，同时也是人体神经系统中最为复杂的神经之一。在拉丁语中，"Vagus"意为"漫游的事物"，这一术语形象地描述了迷走神经的广泛分布。迷走神经贯穿全身，连接着人脑与舌头、咽部、声带、肺、心脏、胃以及神经系统和肠道，同时还与负责分泌酶与激素（影响消化与代谢过程）的多种腺体相连。

加强迷走神经的张力是提升个体在精神和情感上的抗压性的关键，这有助于激活人体神经系统中随时待命的副交感神经通路。当人体内存在未解决的创伤时，迷走神经的张力可能会减弱，这种情况通常与慢性抑郁症、高血压、焦虑症、抑郁症、注意力分散、慢性疾病以及消化系统问题相关。此外，迷走神经张力的减弱还可能导致人体长期处于"战逃反应"模式中，错误地将自身感知为持续处于危险状态。

在这种情况下，呼吸可以作为一种工具，缓解身体的应激反应。通过呼吸练习，可以培养健康的迷走神经张力，并在副交感神经系统之间实现自由切换。这有助于调节消化系统、生殖系统、内分泌系统，降低心率，并在必要时调节交感神经系统，从而促进身体的整体平衡和健康。

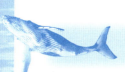

静心呼吸

　　规律的呼吸练习有助于内心平静、提高注意力，甚至可以缓解疼痛。在经历压力、焦虑、抑郁或情绪困扰时，有意识地进行呼吸练习可以帮助你恢复平和状态。

　　练习时，可选择坐在舒适的椅子上或躺在床上，背部可使用一个呈 45° 角的枕头支撑。若经常夜间醒来，此练习也可以帮助你改善睡眠状况。

1. 确保身处温暖的环境中。首要任务是确保自己完全舒适。

2. 轻闭双眼，放松全身，开始调整呼吸。关注呼吸的流动，引导呼吸深入腹部，吸气时腹部隆起，呼气时腹部收缩。

3. 采用海洋式或尤贾伊式呼吸法，呼吸时应感觉到鼻窦腔后部的振动，使喉咙顶部及后方区域能够感受到呼吸。

4. 通过嘴呼气时，轻柔地发出"哈"的声音，类似于对镜哈气的方式。确保呼气时间略长于吸气时间，避免被动或强迫性呼吸。

5. 在第十次吸气后，暂停 10 秒，全身放松，屏住呼吸。

6. 缓缓用嘴呼气，随后屏住呼气，停顿 3 至 4 秒。

7. 继续重复吸气和呼气的过程，每次呼吸时长控制在 10 秒左右。

此阶段无须屏气，继续采用海洋式呼吸，并在呼气时轻柔地发出"哈"的声音。

8. 逐渐恢复至自然呼吸节奏，让迷走神经系统自然调节。注意感受练习期间的变化，一切感觉适宜后，慢慢放松注意力，然后睁开眼睛。

治疗慢性疲劳综合征

马克·惠特尔是一位资深的人生导师，他的播客节目《逃避》（*Take Flight*）点击量高居榜首。除了职业成就外，惠特尔也热衷于帮他人实现自我提升。他本人曾患有慢性疲劳综合征，最终通过呼吸练习及其他疗法成功治愈。恢复健康后，他分享了自己的经历。

我曾长期处于精神紧绷状态，不断追求下一次的成功或满足感，直至健康崩溃。2013 年，我在约翰·格伦·哥伦布国际机场准备离开时，回顾了在俄亥俄州作为职业足球运动员的两年生活。在那段时间里，我严格按照训练计划，日复一日地训练，有时甚至一天两次，加上频繁的比赛和社交活动，常常一周熬夜四次。年轻时的我，满怀梦想，却忽视了这些行为对未来健康的潜在影响。

抵达伦敦六周后，我开始感到不适，出现极度疲劳、关节疼痛、发烧和头痛等症状。最初，我以为只是流感，并未过分担忧。然而，随着时间推移，症状持续，最终被诊断为慢性疲劳综合征。

经过与疾病的两年斗争，我逐渐恢复了健康，甚至参加了伦敦马拉松赛。但是病症仍旧时有发作，我决定放弃心爱的足球事业，减少社交活动，转而专注于自我调养。在哥哥

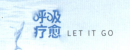

的推荐下，我首次尝试了超脱禅坐，这是我第一次接触精神层面的练习。我发现禅坐能够帮助我平息内心的杂音，重新获得对思想的控制。

两年的禅坐练习后，一位好友向我介绍了全项呼吸练习。虽然起初半信半疑，但是我决定尝试。我参与了由丽贝卡·丹尼斯主持的培训会。到了会场，我既兴奋又好奇，对于接下来即将发生的事毫无准备。结果还不到十分钟，我就趴在地上哭了起来。后来我才知道，原来这是我体内积聚的能量和情绪，终于被释放了出来。这件事给我最为深刻的体会就是，眼泪是不受自己控制的，想要平静下来，就要懂得放下，不要有期望，不要追求完美，不要积压负面情绪。

随着练习的深入，我发现呼吸练习不仅减轻了我的压力和焦虑，还帮助我更深入地了解自己的内心世界，包括我所逃避的事物。通过呼吸练习，我能够更好地应对突发事件，减少心理压力。我意识到，心中的执念若未得到解决，会导致危机感。随着这些危机感的消失，我开启了自己的播客事业，并将其作为专职工作。

经过三年的呼吸练习，我的疲乏感几乎完全消失。虽然偶尔仍感到不适，但我已经学会了识别症状发作前的信号。现在，我重新回到了健身房，继续拳击训练，并希望通过自己的经历，让更多人了解呼吸练习的力量。

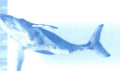

替代性鼻呼吸

在梵语中，替代性鼻呼吸被称为 Nadi Shodhana，意为"清理循环通道"。据推测，这一练习所基于的哲学可以追溯到公元前 700 年。在瑜伽练习中，这一方法被广泛采用，因其简单而有效。当注意力难以集中或在做重要决策时感到困难，这种交替鼻孔呼吸的技巧能够帮助你平静下来，并提高抗压能力。

每个鼻孔都与心血管系统的特定控制中枢相连，能够向大脑发送信号，释放影响情绪和情感的化学物质。右侧鼻孔呼吸会激活交感神经系统，提高警觉性，促进血液流向左侧大脑前额叶皮层，这一区域与决策、逻辑和分析思维相关。而左侧鼻孔吸气则刺激副交感神经系统，让人处于放松和消化状态，降低体温，血液流向大脑右侧前额皮质区，与创造性思维、想象力和直觉相关。

1. 选择一个舒适的坐姿，保持背部挺直。想象有一根绳子从头顶中央向上延伸至天空。采用腹式呼吸。

2. 控制好吸气、停顿和呼气的节奏，避免被动呼吸。开始时，吸气数到 3，停顿 3 秒，然后呼气数到 3，再停顿 3 秒。随着练习的熟练，可以逐渐延长时间。

3. 左手掌心向上置于大腿上，右手置于鼻子前。

4. 右手食指和中指轻轻放置在眉心，稍后将使用拇指和无名指。

5. 闭上双眼，进行深呼吸，通过鼻孔吸气和呼气。

6. 使用右手拇指堵住右侧鼻孔，通过左侧鼻孔缓慢而稳定地吸气。

7. 用无名指堵住左侧鼻孔，此时两个鼻孔都被堵住；吸气后屏住呼吸，稍作停顿。

8. 放开右侧鼻孔，通过右侧鼻孔缓缓呼气；呼气结束后再次稍作停顿。

9. 轻柔地通过右侧鼻孔吸气。再次用拇指和无名指同时堵住两个鼻孔。

10. 放开左侧鼻孔，通过左侧鼻孔缓缓呼气。短暂停顿后，再次通过左侧鼻孔缓慢而均匀地吸气。用无名指堵住左侧鼻孔，此时两个鼻孔都被堵住；吸气后屏住呼吸，稍作停顿。

11. 继续此练习数分钟，根据需要可随时停止。

让生活慢下来

在现代社会，人们常常忙于充实自己的生活，却忽略了自我调整和充电的必要性。一个常见的现象是，人们在与家人、同事、朋友交流时，经常强调自己的忙碌程度。尽管人类的工作效率尚不能与机器相媲美，但许多人仍然不断给自己增加压力，试图达到或超越机器的工作水平。

然而，如果我们的生活能够暂时放慢节奏，努力适应一种更为静态的生活方式，这将会带来怎样的变化呢？让我们以一颗和善的心态开始每一天，对自己和他人的想法都持有一种和善的态度。

> **良性呼吸能够激发身体机能，促进淋巴系统循环，帮助身体排出毒素。**

"龟式呼吸"是一种缓慢而深长的呼吸方式，建议每分钟进行四次。虽然人类与龟类在呼吸需求上存在差异，但若从呼吸模式的角度来看，降低呼吸频率有助于提升生命的质量。

当呼吸频率减缓，人们自然会进行深呼吸。呼吸放慢时，可以摒弃杂乱的思绪，更加专注地倾听身体的真正需求。在外界混乱时保持镇定，是一种难能可贵的能力。

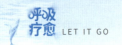

放慢呼吸有助于我们冷静下来，集中注意力。在这种平和的状态下，我们可以依靠直觉做出判断，从而更好地进行自我调整和内在修复。

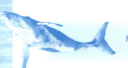

恢复性自我按摩式呼吸

这种自我按摩结合呼吸的恢复性练习极为舒适且有效，适合在任何时候进行，尤其是在经历漫长的一天后，需要放松和享受宁静的时刻。

对于经常长时间坐在办公桌前，面对电脑屏幕工作的人士，此练习有助于缓解久坐带来的疲劳和身体紧张。同样，当你感到特别疲倦或身体不适时，也可以在床上进行此练习，以促进身心的恢复。

1. 集中注意力：选择一个安静的环境，开始时花几分钟将注意力集中在自己身上。注意自己的呼吸，想象双脚仿佛在地上扎根，以增强身体的稳定感。

2. 面部放松：缓缓张开嘴巴，伸展下巴，活动嘴唇，尝试让脸部肌肉朝各个方向运动。在此过程中，继续保持呼吸的缓慢和集中。

3. 促进血液循环：用指尖轻轻敲打脸部，这不仅能够促进皮肤血液循环，还能锻炼面部肌肉。

4. 头皮按摩：握成空心拳，轻柔地敲打头皮，以刺激头皮血液循环。

5. 下颌线按摩：使用拇指和其余手指轻柔地沿下颌线进行按摩，以放松该区域的肌肉。

6. 耳朵按摩：用拇指和食指轻轻地捏掐耳朵，包括耳郭和耳垂，这有助于放松并刺激耳朵周围的穴位。

7. 颈部按摩：将双手放在后脖颈处，进行温和的上下按摩，同时保持呼吸的顺畅。

8. 深度头皮按摩：双手十指分开，按压在头皮上，拇指放置在头骨底部。在这里，你将触摸到枕骨肌。对该区域进行深度按摩，同时配合缓慢而深入的呼吸，感受放松的感觉。

放下执念，享受自在人生

虽然我们无法改变过去的事件，但我们可以选择放弃对那些事件的执念。这并不意味着我们必须接受或原谅某些行为，而是选择放下，以防止这些事件转化为仇恨或痛苦。

设置底线是指明确界定自己能够接受的行为和无法容忍的行为。真正地放下需要在我们做好准备之后才能进行，这一过程没有时间限制。在认识到自身的不足与优势的基础上，为了实现宽容与释怀，我所了解的最有效的方法之一是呼吸练习。

设置底线意味着明确自己能接受什么，不能接受什么。你必须能做到真正地放下，而且必须在自己做好准备之后才可以进行，这里没有时间限制。在承认自己的缺点与长处的同时，要想做到宽容与释怀，我所了解的最为有效的方法便是呼吸练习。

呼吸练习可以帮助我们从过去的束缚中解脱出来，并将注意力集中在当前时刻，这正是我们应当专注做的事情。现在，让我们开始接下来的呼吸练习，以促进自我疗愈和情绪管理。

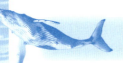

宽容是一种内在修行

宽容并不是一蹴而就的,而是一个逐渐发展的过程。它是一种受到尊重和仰望的修炼,急功近利只会适得其反。这项练习的哲学基础源自一行禅师的教导,旨在帮助你更好地管理情绪触发因素以及释放过去的固执想法。

1. 选择一个安静的地点进行练习。站立时双脚与胯同宽,双臂自然摆动,上身从右向左扭转。在此过程中,思考那些你希望放下的场景和事物。

2. 回想那些曾带来痛苦的往事,注意观察自己的感受和想法,同时关注身体的每一个动作。保持呼吸节奏,确保呼吸顺畅。

3. 恢复原状,选择一张舒适的椅子坐下或直接坐在地板上。深吸气至极限,然后缓慢而充分地呼气。

4. 在你准备好之后,开始关注自己身体的感觉。

5. 将注意力转向自己的思绪。观察脑中的想法,让它们自然流动。

6. 当你准备好时,随时留意可能涌现的情绪。学会放下,顺其自然,接受现状。

7. 在脑中设想一个你觉得难以应对的情境。观察谁会出现在你的思维中，同时维持呼吸。当你感到时机成熟，相信自己能够放下，避免过度预测可能发生的情况。不要期望自己能立即做到完美。跟随自己的感觉，保持呼吸，让内心感受到爱与温暖。你可以对自己默念：

"我允许自己放下一切，达到释怀。"

"我宽恕自己和他人。"

"我能感觉到自己的呼吸，它是自由而顺畅的。"

8.给自己一些时间来抽离，从所有的想象和思考中回神。注意自己的感受，并将注意力带回到身体和呼吸上。进行几次深呼吸。

这个练习可以根据个人喜好随时进行。你也可以选择将感受记录下来，或在散步、品茶时花些时间审视一下自己的思绪。

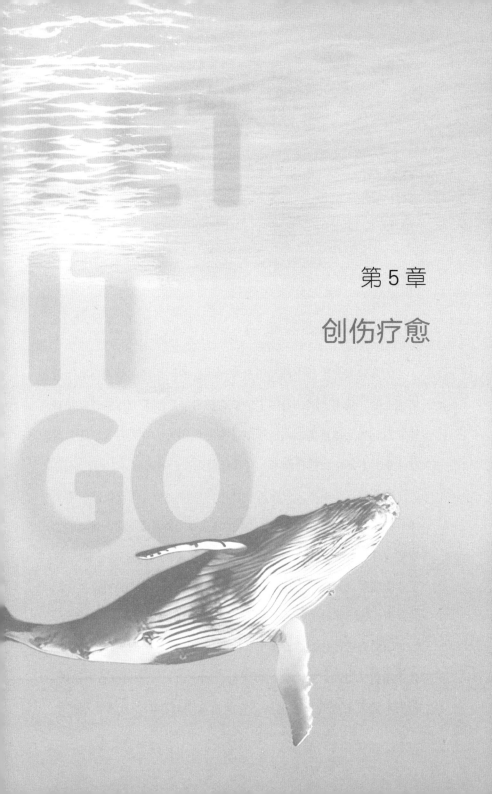

第 5 章

创伤疗愈

呼吸疗愈

解锁内在的治愈力量

大多数人在生活中都经历过不同程度的创伤，这些创伤可能是精神上的、情感上的或身体上的。它们可能限制了个体的呼吸和感知能力。当个体遭遇创伤或深陷过去的创伤无法自拔时，可能会出现注意力不集中、精神麻木、自我怀疑或孤僻等症状。

本章将逐步引导大家缓解身体内的各种创伤。我建议你放慢生活节奏，按照自己的步伐前进。为了增强自身的承受能力，重要的是学会适时放松警惕，并允许自己偶尔产生想要独处的念头。同时，需要建立清醒的意识，去理解和照顾这些情绪。针对清醒地感知自己的意识，呼吸练习是一种非常有效的方法，有时甚至是无可替代的。

压力背后往往隐藏着被压抑的情绪和未处理的创伤，这些可能会在细胞、组织以及身体的特定部位如下巴、臀部和肩膀中积累。如果不能妥善处理这些创伤，它们将逐渐对我们的日常生活产生影响，导致我们出现一种想要与世隔绝的冲动。即使在安全的环境中，我们也可能因为未能妥善处理过去的创伤而感到恐慌，进入一种封闭的状态。

动物在遭遇天敌时会本能地颤抖，人类同样会在紧张情况下出现这种反应。这种状态被称为战逃反应或冻结反应。当人感知到危险时，身体的这种反应就会被激活，这是一种本能的求生机制。然而，问题在于，许多人在日常生活中经历了战逃或冻结反应，但并未得到适当的处理。在现代社会，所谓的"危险"往往是一些微不足道的小事，如交通拥堵导致的上班迟到、财务危机或家庭琐事等。这些看似微小的"危险"都能触发神经系统的求生模式。

很多时候，所谓的"危险"是一种抽象的概念，不可见也不可触，这意味着人们可能并未意识到自己已经处于战逃状态，因为这种状态已变得司空见惯。因此，人们可能没有意识到处理创伤、释放情绪的必要性。人体的能量因此而"冻结"，导致创伤产生，能量循环未能完成，神经系统无法有效地处理这些情绪和创伤。

过去发生的事情并不决定你当前的状态，你也无须终生承受由此产生的压力。给自己留出时间和空间去体验自己的感受，这是你为了健康和效率所能做的最有益的事。通过与自己的呼吸建立联系，你可以重新找回自己的感觉和直觉，从而开启治愈之路。治愈过去的心理创伤，身体伤害，所遭受的背叛、虐待、不公正待遇，被遗弃的经历，以及放下那些虽然保护了你但同时阻碍你前进的"盔甲"。

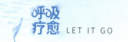

当你从创伤中解脱出来，你将能更好地倾听并相信自己的直觉。完成这一"任务"后，你与自己的关系将得到改善，与他人的关系也可能随之变化。自我照应并不等同于自私；将自己放在首位意味着你正在努力完成任务，不留遗憾，旨在避免因未愈的创伤再次受伤，或是无意中将伤害传递给他人。你应该允许自己去追求更令人愉悦的快乐与爱的感受。

恐惧是一种古老的情绪模式，往往会阻碍我们前进。你能感受到自己的身体反应，注意到呼吸模式的变化。当你提醒自己，恐惧只是能量的一种流动形式时，你就能够控制它，而不是被它所控制。以下是一组简单的练习，通过这些练习，你可以观察自己的情绪模式，并通过呼吸来感受、克服它。

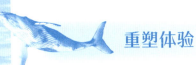

重塑体验

　　这项练习可以帮助你将注意力引回当下，并关注内心正在萌发的情绪。你可能经历了与他人的矛盾，或是一封电子邮件唤起了对社交及职场环境的忧虑。关键在于，究竟是电子邮件本身触发了你的情绪，还是一些未曾妥善处理的往事所致？在通过呼吸探索这些情绪时，重要的是要追踪并清晰地意识到自己体内的感受。对待这些情绪，应采取一种温柔和包容的态度，就如同对待一个缺乏安全感或表达能力的孩子。你可以坐着或躺着进行此练习。

1. 清醒地意识到自己体内的情绪与感受。以一种好奇的心态追踪这些情绪与感受，注意它们位于腹部、胸腔还是其他部位。同时，留意自己的呼吸模式——是否急促或浅薄，是否存在呼吸困难。

2. 通过横膈膜的移动，使气体流入肺部的底部。吸气时腹部与胸腔扩张，呼气时收缩。

3. 对所有情绪保持觉察，像问候老朋友一样，做一个观察者，不要沉迷于或过度分析这些情绪。

4. 感受双脚与地面的接触，想象它们正向下扎根，为你带来更稳固的感觉。

5. 在吸气和呼气的过程中，想象呼吸波动传递至双脚。同时，注意观察身体的感受。

6. 避免与这些情绪或感受做斗争或试图推开它们，只需保持观察。在吸气和呼气时，仔细体验身体内的各种情绪与感受，像一棵树一样深深扎根。

7. 在吸气时，告诉自己"我是安全的"。或者可以使用类似的暗示语，"你可以放心地去体验所有的情绪与感受"。

8. 继续采用腹式呼吸进行深呼吸，与自己的呼吸保持同在。你可以在感到舒适的范围内继续练习。

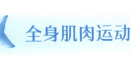

全身肌肉运动

以下练习旨在通过全身肌肉的运动来刺激副交感神经系统。当你难以释放长期积累的压力，或在面临困境时感到无所适从，这项练习能提供有效的缓解。面对引起焦虑的情境，如会议或社交活动之前，进行以下快速练习将大有裨益。此练习可以采取躺姿或坐姿进行，但躺姿可能会带来更佳的效果。

1. 通过口腔进行深呼吸，想象肺部充满了空气。

2. 屏住呼吸。闭上嘴巴，然后再次轻轻吸气，接着可再吸入一小口空气。

3. 在屏气过程中，有意识地收紧会阴部（位于生殖器与肛门之间的区域）、身体核心肌群以及喉部，继续保持呼吸的暂停。

4. 面部（包括鼻子和眼睛）、双手、双脚、胃部、肚脐、大腿和小腿等身体部位同时用力，或通过手部进行捏掐，以增加紧张感。屏住呼吸并维持肌肉的紧张状态，数 5 至 10 秒。

5. 完全放松，让所有肌肉松弛，然后缓缓呼气。重复此过程 3 至 4 次。

被忽略的隐形伤害

提及创伤，人们往往联想到戏剧性的事件，如遭受暴力或生活在战区。然而，一些看似微不足道却对个人意义重大的事件，同样能对个体产生深远的影响。例如，与疾病斗争、经历分手、失业或离开熟悉的社交圈。

童年时期，如果遭遇成人的失信、缺乏关爱、被遗弃、拒绝或忽视，这些经历可能会对个体的未来发展产生影响。例如，被大型犬类吓到、在人群中走失或在学校受到嘲笑，这些童年的小事可能看似不足以改变人生，但它们确实可能导致个体的基本需求未能得到满足，如对稳定性、关注、爱、安全、信任和接纳的需求。

如果一个孩子的价值从未得到认可，他可能会通过自己的行为和成就来拼命证明自己的价值。早年生活的不稳定性或痛苦可能导致个体形成特定的行为模式和世界观。在这种世界观的影响下，即便在没有明显危险的环境中，个体也可能持续感受到威胁，从而内心世界与外部世界之间产生失衡。

未处理的创伤会以记忆的形式留存于身体中，一旦触发，便可能使个体回到过去的应激状态。例如，如果有人在童年时非法闯入家中，成年后在夜间听到外界声响可能会失眠，这是因为大脑和身体未对早期的创伤进行适当的处理，使人仍然保持高度警觉状态。

通过与情绪共处，你可以更加细致地感受和体验不适感。集中注意力，主动体验自己的感受。在与情绪共处的过程中，你应该像对待一个害怕的孩子一样来对待自己，这有助于建立自信，并改善与自我的关系。

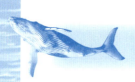

躯体疗法

这种自我安抚的练习有助于你体会自己的内在感受，并将注意力集中在当前时刻。通过练习，你可以体会到"思维模式"与"感受模式"之间的区别，并增强对深层次感受的觉察能力。

躯体疗法常涉及触摸，因为触摸能更直接地刺激神经系统。触摸也包括自我触摸，这可以为处于室内环境中的你带来安全感。当你感觉到体内某种情绪即将被触发，并且难以控制时，可以尝试以下练习。该练习有助于在身体内重新建立安全感，让你感到稳定。你可以坐着或躺着进行练习。

1. 投入一些时间来感受脚下的地面和室内的温度，注意周围的环境与声音。

2. 集中注意力，体会身体的感觉。是感觉沉重还是轻盈，或者有紧绷感？

3. 将右手放在左侧腋窝下，支撑左侧胸部。通过手感受呼吸，保持呼吸的平缓，注意力集中。

4. 将左手放在右侧肩膀上，通过手感受呼吸，专注于此一段时间。

5. 注意双手触摸后的感觉。是否感觉到温暖？肩膀是紧绷还是放松？

皮肤或衣服给你的感觉是光滑还是冰冷？能否感受到脉搏和心跳？能否通过手的触摸感受到舒适和安慰？闭上眼睛，感受身体其他部位的反应。

6. 对身体进行全面的扫描，寻找一个让你感到安全和踏实的部位。可能是胃部、腰部或肩膀。将手放置在该部位，缓缓地将呼吸引向那里，用鼻孔吸气，用嘴巴呼气。每当你想要体会这种踏实感时，都可以找到这个地方进行练习。

7. 完成上述每一步至少需要 1 分钟时间。保持呼吸平缓，集中注意力。

8. 练习结束后，花时间认真观察自己的整体感受。动一动放在地面上的脚，你可以活动或调整姿势，直到真正感觉到与地面的连接。

9. 当你熟悉了几次练习后，可以直接进入闭上眼睛、找到安全区域的步骤。继续练习，并依靠你的直觉判断如何使练习更有效。

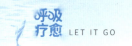

消除疼痛

丽贝卡首次拜访我时，她的右侧身体遭受着疼痛的折磨，呼吸显得异常僵硬，几乎观察不到任何呼吸运动的迹象。在初期治疗中，我将肢体运动与呼吸练习相结合，这是建立深度信任的重要步骤，适用于所有客户的治疗。尽管丽贝卡在理智上信任我，但她的身体起初是抵触的。因此，我们采用了温和的运动和轻柔的指压相结合的治疗方式。经过一段时间，当她的身体意识到安全后，她开始接受治疗并逐渐放松。

丽贝卡一直致力于为职业女性提供精神上的支持与帮助，她是我所认识的人中最勇敢、最和善的之一。她一生中的大部分时间都在艰难求生。接下来，丽贝卡将与我们分享她的成长历程。

> 我的故事并不罕见，尽管不是最痛苦的，但它至今仍影响着我的生活，影响着我的决策和判断。从出生起，我就没有感受过爱，也没有家庭观念。我的父母是在不情愿的情况下结婚的，他们彼此不相爱，也不希望有孩子。他们的性格极端对立，一个冷漠，一个易怒。我的父亲沉默寡言，常常显得忧郁；而我的母亲则脾气暴躁，患有精神疾病。
>
> 我童年时的一个记忆是，母亲曾把我悬在顶楼窗户外，威胁说如果我不停止哭泣就会把我扔下去，最终警察介入了。

从那以后，我决定成为一个特别乖的孩子，安静、不引人注目，不向大人索要任何东西，甚至呼吸都不敢大声，因为我记得一旦我的呼吸声惹恼了母亲，她就会打我。我与母亲的肢体接触本就不多，且总是令我感到害怕。在我的记忆中，母亲不喜欢孩子，认为孩子是负担。

这段不幸福的婚姻持续了 4 年，其间我们的家庭甚至没有拍过一张全家福。我拍过的照片都是独自一人的，且看起来总是忧心忡忡。我的父母一直计划分手。最终，母亲公然与一个已婚男人有了关系。父亲离开了，后来再婚，之后我就很少见到他了。

2019 年春天，我经历了人生的低谷。尽管我通常以坚强的态度面对危机而受到赞誉，但这次情况有所不同。我表面上保持镇定，但内心早已陷入深深的黑暗。巨大的压力和过去的创伤让我喘不过气来，为了维持正常生活，我陷入了一种麻木的状态。后来，我将工作视为一种发泄途径，放弃了早期较为乐观的治疗方法。我害怕自己会崩溃，因此不断自责。我告诉自己，如果我做得更多、更优秀、取得更多成就，也许就能摆脱困境。那段时间，我感到非常疲惫。

当时我处于高压状态，既要经营一家公司，又要照顾女儿，我知道我必须放弃一些东西。我开始了谈话治疗，虽然这种方法本身并没有问题，但我觉得效果并不理想。不断回

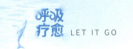

忆过去的创伤使我内心的恐惧、羞耻和焦虑变得异常强烈。在治疗过程中，我们会回忆往事，紧接着我便会变得恐慌，甚至崩溃。由于极度不适，我很快就离开了，之后我经常出现过度换气的症状。我清楚地知道导致这种状况的原因，但又无计可施。在接下来的培训课程中，我又回到了以前的状态：强装理智、处于崩溃的边缘、沉默不语。

就在这时，我了解到了呼吸练习。在一辆拥挤的通勤车上，我听到了一个播客，介绍了呼吸疗法，听说效果不错。丽贝卡·丹尼斯分享的呼吸练习让我觉得这种方法可能有效。我知道我的呼吸模式是混乱的，从小就有屏息的习惯，这种呼吸方式与我的焦虑症有关。

起初，我不知道会发生什么，只是选择相信丽贝卡·丹尼斯。我躺下来，跟随她的指令进行练习。第一节是呼吸连接课，与我以前参加的课程完全不同。对我来说，肢体动作是个挑战，我总是追求完美，担心自己做不好。但很快，随着呼吸练习的深入，我感到四肢刺痛，能量在身体中流动，体温变化，整个人处于一种高度紧张的状态。与此同时，我感到情绪的闸门突然打开了，那种感觉我永远也忘不了。在完全清醒的状态下，我唤起了内心那些被遗忘的记忆，那些极度的痛苦、恐惧和悲伤。

就这样，他们通过物理方法使我的身体与呼吸建立了联系，将我的注意力集中在当下，我别无选择，只能任由情感流动，放手让丽贝卡·丹尼斯引导我体验整个过程。之后，我第一次感到内心平静了一些，于是我开始了一系列的呼吸练习。

我开始用呼吸练习治疗生活中一些根深蒂固的、隐藏的问题，并逐渐疏导和处理童年的痛苦、伤害和抑郁给我的身心带来的创伤。无论是身体上还是精神上，这种方法都让我感到自然舒缓且得心应手。它的神奇之处在于，既能让我得心应手，又让我自己找到了安全感。一段时间的基础呼吸练习为我营造了一种空间和动力，在面临巨大压力时，能够帮助我从混乱的思维和往事中跳脱出来，舍弃那些无用的东西。它使我能够轻松自如地关注当下，我越来越相信，暴风雨终将过去。

生活并非完美，困境始终存在。我仍有很多东西要学习，很多东西要舍弃。然而，呼吸练习对我生活的影响是显而易见的。每次练习后，我都感到精神焕发，有一种强烈的愿望，想要宽恕自己，宽恕他人，真正地放松自己。呼吸练习带给我内心的平静与安详，也促进了我精神上的成长，没有呼吸练习，我可能永远无法体验到这种感受。

呼吸让人充满活力，我们应该心存感激。呼吸练习让我逐渐学会接受自己。终于，内心那种超越自己、寻找另一个自我的欲望开始消退。这是一种美妙的馈赠，我对此深表感激。

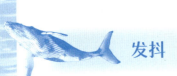

发抖

发抖是人体在面对巨大压力时的一种本能反应，它实际上是一种有益的治疗方式。与压抑情绪不同，发抖有助于情绪的释放。当个体承受压力或经历创伤时，大脑的特定结构会启动防御模式，身体因"战逃反应"机制的触发而变得紧张和僵硬。

在进行呼吸练习时，发抖是一种安全且简单的方式，有助于释放压力并唤醒机体。

1. 保持站立姿势，精神上保持放松，通过鼻孔进行几次深呼吸。

2. 缓慢地踮起脚尖，然后让脚跟落地，保持动作的缓慢和有序，重复此动作。

3. 注意臀部和腰部的反应，尽量保持放松，并进行几次练习。

4. 恢复站立姿势，再次进行 5 次深呼吸。

5. 膝盖微微弯曲，进行轻柔的弹跳。想象膝盖和小腿的微抖和弹跳动作逐渐带动全身，从臀部到肩膀，甚至到脖颈。

6. 尽量放松下巴、腰部和尾骨，感受脊柱底部的沉重感。保持这一状态大约 1 分钟。

7. 再次保持站立不动，双手置于大腿前方。你可能会感到身体有些发抖或微动，最初可能会感到不适应，但请尽量适应这种身体释放压力的方式。

8. 随后，平躺在地上，双脚并拢，膝盖向两侧外展。进行几次呼吸运动，清晰地感受身下的地面。闭上双眼。

9. 每隔几分钟，让两侧膝盖逐渐靠拢，这时你可能会感到身体有些发抖。不要排斥颤抖的感觉，而是接受它。

10. 继续让两侧膝盖靠拢，并观察抖动是否变得更加明显。不要屏住呼吸，只需单纯地体验抖动的感觉。你可能会发现身体的其他部分也开始发抖。

11. 在适当运动后，放下双腿，继续进行一段时间的呼吸，同时注意体会自己的感受。

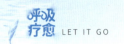

允许悲伤自然流淌

"悲伤"这一词语往往令人难以启齿，它可能引起尴尬和不适。人们有时不愿与他人分享自己的愤怒、悲伤、内疚，以及其他与悲伤相关的情感。社会常常鼓励我们向前看，而不是与这些情感共处，去真切地感受它们。

实际上，从多种文化视角来看，痛苦并非如我们所见或所闻。痛苦的根源远不止于失去亲近的人，它可能源自自我认同的丧失、对生活方向的迷茫、一段关系的终结、目标感的消失，或是职业生涯的变动，甚至是对未来憧憬的破灭。这些体验可能促使人们封闭自己的内心，抑制呼吸以保护自己。然而，呼吸是体验和理解自身情感不可或缺的手段。

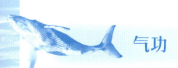

气功

　　气功这一概念源自中国传统文化，大致意思是"气的调理"。许多人将这一实践视为一种高雅艺术，致力于其修炼。根据中医学，悲痛情绪会在肺部积聚。许多人在面对情绪表达时往往选择克制，原因可能是不愿给他人增添负担，或担心暴露自己在处理情绪方面的不足。

　　情绪压抑的感觉是沉重的，若未得到妥善处理，痛苦情绪可能转化为沮丧，导致个体难以放松。由于肺脏负责调节人体内气的流动，因此，为自己留出时间释放悲伤情绪，并通过呼吸来回顾痛苦经历，而不是让这些情绪无限制地累积，这是非常重要的。

　　以下练习旨在帮助你将注意力集中在当下，并体会当前的感受。通过腰部的扭转动作，不仅能够按摩内部器官，还能缓解胃部的紧张压力。

1. 感受双脚踏在地面上的稳定感，放松你的注意力。

2. 采用腹式呼吸，通过鼻孔缓慢地吸气和呼气。

3. 轻微弯曲双膝，进行轻柔的弹跳。

4. 保持双膝微弯，然后恢复到初始状态。

5. 轻柔地摆动手臂，持续几分钟。注意动作是由腰部引发的，头部随手臂自然摆动。请闭上眼睛。

6. 当手臂摆动至左侧时吸气，至右侧时呼气。

7. 在摆动过程中，用腰部发力，并随着动作的节奏进行吸气和呼气。

8. 将注意力集中在动作和呼吸上，同时体会双脚踏在地面的感觉。

9. 几分钟后，注意观察身体的感受，你可能会发现精气神或情绪有所改善。

拥抱内心小孩

当沉重的情绪，如痛苦或愤怒涌现时，应当利用内心中的母性特质来引导心灵深处的"小孩"。让这些内在的情感知道它们是安全的，是被爱的，并且始终能够得到慰藉和倾听。在吸气与呼气的间隙创造一个空间，去深刻体会这些感受。跟随你的呼吸，让它引导你体验这些情感。所有的感受都不要压抑，我们不必始终保持积极进取的状态，即便感到悲伤或愤怒也是人之常情，因为人皆有七情六欲。

按摩、抚慰或呼吸练习都是积极的自我安慰方式。生活中许多令人痛苦的经历可能会使人感到困顿，似乎无法自拔。重要的是学会使用身体来释放痛苦的情绪，比如走进大自然，进行散步、跑步、跳舞，或做一些温和的瑜伽动作。这些将注意力集中在当下的活动，其影响力往往超越了语言。请善待自己的内心，耐心体会。

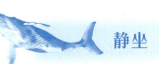

静坐

　　花些时间静坐，深入体会自己的各种情绪。当你接受失去、失败与失望时，就可以把自己从内心束缚和过往负担中解脱出来。这一过程并非要求你在未做好准备时就忘却或释怀，而是旨在为你创造一个空间，让你通过呼吸去感受生活的各个层面，直至思维变得更加清晰。

1. 闭上眼睛，或凝视地面上的一个点，然后专注于自己的呼吸，将注意力集中于此。

2. 体会吸气和呼气的过程，特别是空气流经鼻尖的感觉。

3. 从此刻起，集中注意力于自己的呼吸，吸气、呼气，保持每分钟大约十次的循环。无须刻意调整呼吸，让空气自然流动。

4. 如果近期的某些事件引发了负面思维或情感负担，你身体的某个部位对此会有明显感知。请找到这个部位。通常，人们会在胸部或腹部感受到这些情绪，但也可能是其他部位。找到你身体中感受到情绪的确切位置。

5. 呼吸，感受身体这一部位的感觉。不要试图改变它的状态，而是以爱和善意去关怀它。持续几次呼吸后，逐渐恢复到原来的状态，然后睁开眼睛。感谢自己给予的爱护和善意关注。

以下是一个较高级别的附加练习步骤，当你在上述练习中获得舒适体验后，可以尝试进行：

- 在关注身体感觉的同时，将注意力扩展至室内的其他声响。

- 接着，将注意力进一步扩展至更远的地方，如屋顶或树梢，然后继续拓宽你的注意力范围。之后，将注意力拉回到室内，快速体验一下身体的感觉。

- 在扩展意识和身体感受之间来回转换，当感到适宜时，将注意力重新集中回室内。花些时间感受周围的环境，然后再睁开眼睛。

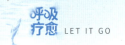

与呼吸治疗师一起治疗创伤

作为治疗师，必须认识到呼吸练习可能会唤起患者过去的深层记忆。如果处理不当，这不仅无法达到治疗效果，反而会加剧已有的创伤。这一点至关重要。我们不能简单地认为，仅仅通过阅读一本关于创伤的书，就能够指导他人如何治疗创伤。实际上，这需要多年的实践和经验积累。

在研究呼吸练习的这些年里，我见证了一些患者采用了错误的呼吸方法，结果迅速加重了他们的创伤程度，这种情况是非常危险的。如果治疗师或教练的指导引起了你的不适，请务必听从自己的直觉。请记住，这是你的身体，你有权在任何时候根据自己的意愿停止培训课程。

如果你的创伤程度较为严重，建议你寻找一位有资质的治疗师。理想的治疗师能够为你营造出一种安全感，并在你的练习过程中提供专业的指导。

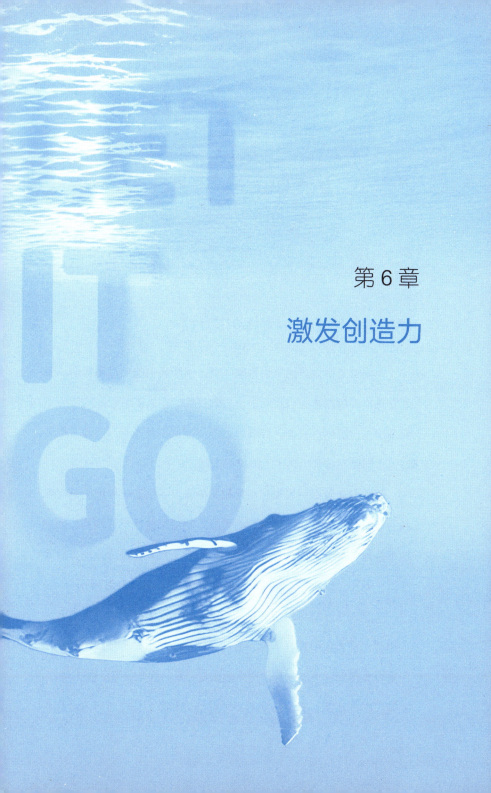

第 6 章

激发创造力

如何通过呼吸有效发挥创造力？

人能够通过自身的努力影响呼吸，而呼吸也能反过来帮助你激发灵感，释放创造力。实际上，人们往往能在最不被看好的领域中发掘出自己的创造潜能。呼吸练习不仅能够拓宽视野，还能锻炼创造力，即使在日常生活中也能发挥作用。

创造意味着面对风险和与之相关的恐惧。创造过程可能是痛苦和煎熬的，因为它伴随着失败的风险，且结果往往不可预测。创造性思维通常是发散的，没有固定路径。为了找到正确的方向，需要空间、专注力以及探索的过程，同时也需要对达成目标持有信心。

有意识地呼吸可以帮助我们在已有的想法基础上拓展灵感。当人们将注意力集中在当下时，便能在这些想法上发挥创造力，使问题更容易得到解决。一旦创造力被激发，人们就会获得更强的动力。随着思维的活跃，人们将拥有更多的动力和精力，同时体内会释放出一些多巴胺。多巴胺是一种效能性激素，人体内多巴胺水平越高，警觉性、专注度、创造力、长期记忆力以及注意力集中程度也就越高。

当一个人选择停下脚步，专注于呼吸，就为自己的心灵创造了空间，你选择了活在当下，这是绝对值得你全情投入的。你不必刻意回避混乱的思维，而是要观察这些思维的模式。一旦能以旁观者的角度进行观察，就不会再陷入其中。作为观察者，可以选择持续观察或去感受它们，而不做任何评价，这样就为打开其他"心门"做好了准备。释放情绪时，不要给自己设定时间限制，也不要强迫自己发挥创造力，这样压力和紧迫感就会消失。

创造力具有双重性，它可以是安静的，也可以是喧闹的；可以是动态的，也可以是静态的。只有当人们的思维处于混乱、分散、过度放纵或消沉状态时，创造力才可能产生负面影响。

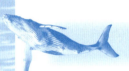

短时呼吸练习

　　以下是一种旨在激发个体创造力的短时呼吸练习。在进行练习时，请思考你的理想与梦想。充分地呼吸，实际上是一个敞开心扉，接纳生命所赋予一切的过程。

1. 将一只手轻放在心脏部位，另一只手放在腹部。闭上双眼，进行几次深呼吸。

2. 在静静呼吸的同时，注意感受腹部与心脏部位两只手掌的温度。

3. 吸气，感受灵感的涌动。呼气，感受呼吸波的流动，放松身心。

4. 仅关注你的呼吸和当前的感受。你拥有无限的、无边无际的创造力。

5. 让放在腹部和心脏部位的手分别感受吸气的动作，然后缓缓呼气。重复这一动作。

6. 吸气时占据两拍，从腹部开始动作，然后上升到胸部。呼气时，慢慢地放松。

7. 继续进行几轮这样的练习。

8. 让自己的意识向外扩展，清空大脑中的杂念。在每次呼气时释放一些压力。观察今天的呼吸练习为你带来了怎样的体验。

写日记的神奇力量

写日记是培养创造力的绝佳方式。它不仅能够提升自我意识，增强思维、想法与感受的调整能力，还能在释放思维空间的同时改善自我感受。在进行日常练习时，当你明显感觉到灵感被激发时，建议你记录下当时的练习模式、行为与时间。

一些女性朋友发现，在月经周期的某些时段，她们的创造力似乎更为旺盛。她们还注意到，在不同的月相时期，创造力水平也会有所不同。你也可能会发现自己在散步、跑步或一天中的某个特定时间，思维更为活跃。

将你的目标和感恩之事写下来，思考哪些感受限制了你，以及你希望做出哪些改变。在写作时，请注意你的呼吸，保持呼吸的平稳。

根据《心理科学》杂志上发表的一篇研究文章，手写相比于在手提电脑或平板电脑上打字，具有更多的益处。科学家们在研究记录方式对学习的影响时发现，花时间手写能够更有效地促进记忆。研究结果还指出，使用手提电脑或其他电子设备记录时，花费的时间可能更长，而记忆效果却可能更差。

无论是为了记录生活的点滴还是激发创造力，你都应该准备一本日记本，放在床头，为清晨的冥想做好准备。将写日记作为一种日常习惯，坚持每天记录。

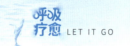

在写日记之前进行一次呼吸练习，或简单地花 10 分钟关注自己的呼吸，你可能会发现内心变得更加开阔，那个不断质疑自己的声音也逐渐安静下来。

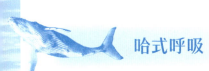

哈式呼吸

　　以下练习旨在清除身心障碍，点燃内心的热情，从而激发灵感。我们通常将创造力视为一种能量流动。瑜伽大师认为，当能量向上流动并通过人体的中枢神经系统时，人们更容易触及自己的潜意识，进而激发创造力。

1. 站立时双脚分开，与肩膀同宽，膝盖轻微弯曲。

2. 双手放置在小腹部位，通过口腔吸气，呼气时从喉咙至腹部发出"哈"的声音。重复此动作几次。

3. 双手举向空中，同时进行吸气和击掌动作。

4. 紧握双手，身体前倾，同时大声喊出"哈"。然后再次将双手举向空中，快速重复这一动作 10 次。

5. 在整个练习过程中，注意体会自己的感受。

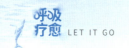

设定积极的目标

在练习时，最好明确自己希望达到的目标，如激发创造力、提高思维清晰度或增强专注力。建议设定积极的目标，避免使用"焦虑"或"恐惧"等消极词语。如果你的目标是缓解焦虑和恐惧，请不要专注于这些消极的情绪，而是想象一种放松的状态，在这种状态下为创造力的发挥和思维的清晰创造空间。

集中注意力于呼吸，清空大脑，注意吸气和呼气的节奏，专注于当前的感受。实践这一过程比理论上的描述要困难得多，但经过一段时间的练习，你会发现它变得越来越容易掌握。当你的注意力从混乱的思绪中解脱出来后，就能为创造力的释放提供空间。许多想法和见解往往是在呼吸练习后随机出现的，可能是在散步、做饭或跑步时闪现的灵感。

建议每天进行这种有目标的呼吸练习，无论是 1 分钟还是 5 分钟，你都将感受到变化。注意力不集中或走神是常有的事，这并不罕见。通过设定目标和进行动态循环的呼吸练习，有助于提高专注度。即使你暂时想不到具体的目标，也没关系，只需专注于每一次的呼吸即可。以下是一些建议，可能会对你有所帮助：

"我要释放哪种情绪？"

"今天有哪些有意义的事？"

"为了自己的舒适，我需要做什么？"

110

"我今天想要怎样的体验？"

"无论如何，我都想要感受到的是什么？"

如果有些事情尚未解决，或者你还没有找到答案，你可以通过呼吸练习将自己置于一个旁观者的位置，从当前情境中抽离出来，从不同的视角审视问题。

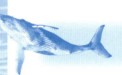

连续滚动式呼吸

选择一天中合适的时间进行这项练习。有些人选择在早晨起床后进行，而另一些人则偏好在晚上临睡前。尝试不同的时间，找到最适合你的时段。坚持每天练习，使其成为习惯，这样你就能充分感受到练习带来的变化和益处。

有时，你可能会感觉时间飞逝，仿佛只过了 5 分钟；有时则可能觉得时间漫长，仿佛过了 1 小时。如果在一天结束后，你发现自己的注意力更加分散，请不要气馁。

1. 这项练习可以采取坐或躺的姿势进行。若选择躺姿，请弯曲双膝，使脚底能够接触地面，这有助于进行腹式呼吸。双手放置在小腹上，引导呼吸运动至该区域。

2. 进行深呼吸，将注意力从大脑转移到内心的某个地方。想象自己将注意力集中于此，并继续做几次深呼吸。

3. 你可以自问："我现在需要什么？"注意脑海中即时出现的答案。尽量不要过度思考。思考你想要摆脱哪种压力，或许是这种压力阻碍了你的进步。想象释放这种情绪后的感受，以及它将如何改善你的生活。

4. 如果你的目标是摆脱负面想法，追求清晰的思维，那么请注意通过鼻子呼吸，保持下颌放松。

5. 开始通过鼻子吸气和呼气。关注吸气过程，缓缓呼气，想象自己对着镜子哈气。呼气时不要用力过猛，避免强行吐气或在口中蓄气。

6. 持续此动作，将吸气与呼气连贯起来，中间不要有停顿。

7. 你的身体可能会有各种不同的体验和感受，可能是感觉发热或变冷。允许各种感受和情绪自然流动，通过呼吸去体会它们。

8. 这种呼吸方式被称为连续性滚动式呼吸。一开始可能会觉得有难度，你可能会疑惑："我深深地吸了一口气，难道不是应该同样深长地呼气吗？"

9. 呼气的本质在于放松，允许呼吸自然循环。连续滚动式呼吸是不间断的，通常从腹部开始，然后上升到胸部。

10. 如果觉得太难，可以尝试趴在地板上，从腹部开始呼吸，双手垫在头部下方作为枕头。趴在地板上时，通过鼻子呼吸，保持呼吸的连续性。当你感觉到腹部开始随呼吸运动时，立即转身平躺，双膝弯曲，双脚放于地面。

11. 几分钟后，恢复到正常的呼吸模式，通过鼻子呼吸，持续 1 至 2 分钟。观察自己的感受，是否感到更加精神或冷静。

12. 最后，用鼻孔深深吸气，然后用嘴巴长长地呼气，放松。重复此过程三次。

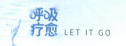

打造高效团队

近期，谷歌进行了一项关于最优团队特质的调查。研究结果显示，在表现最佳的团队中，成员普遍享有平等的发言权，不存在任何个体凌驾于他人之上的情况。这些团队成员能够相互欣赏并尊重不同的观点。在这种文化氛围下，没有等级制度的限制，创造力得以充分释放，团队成员能够灵活运用各种技能，并在不断变化的环境中实现创新。当团队成员感到自己的观点能够被倾听且受到尊重时，他们不会因为担心他人的评价而犹豫不决。

这些团队之所以表现卓越，是因为成员在一个充满尊重和鼓励的工作氛围中感到安全。这种氛围促使成员能够自由地表达自己的想法，而不必担心负面后果。

先给出负面反馈，再提供积极评价，中间穿插沉默的传统的反馈方式，类似于父母对孩子的教育方式，还会让人觉得身处竞技场中。在当今更为自由、灵活、非官僚化的工作环境中，这种陈旧的等级制度和控制一切的管理风格已经不再适用。

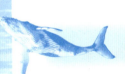

整理杂乱的思绪

　　我们经常身处工作环境，但思绪却早已游离。以下是一项简单的练习，旨在帮助你整理杂乱的思绪，恢复头脑的冷静与清晰。这项练习适合在会议开始前集体进行。

1. 鼓励参与者清空大脑。将所有关于今天、明天的待办事项，以及那些未完成或未能如愿的事情暂时置于一旁。

2. 闭上双眼，保持直立坐姿。

3. 感受双脚踏在地面上，以及尾骨与座位接触的感觉。

4. 放松身体，当双肩向后转动时，长长地叹一口气。

5. 注意自己的呼吸，清晰地意识到吸气和呼气的过程。

6. 将吸气和呼气想象成波动。通过鼻子缓缓地、深深地吸气，稍作停顿，然后通过鼻子将气体呼出。

7. 吸气时引导呼吸至腹部，以便进行腹式深呼吸。

8. 让思维跟随呼吸，一旦发现注意力偏离了呼吸，立即将其引导回来。

9. 集中注意力于呼吸的起伏，保持呼吸的自由和流畅，不要强迫或过度用力。

10. 当头脑中出现想法时，暂时将它们搁置一边。从这些想法中抽离，观察它们，而不与之纠缠，让它们像云彩一样飘散。

11. 通过吸气和呼气抛开无用的事物，将所有压力和忧虑排出体外，吸入新鲜、积极、乐观的能量，释放自己对过去和未来的牵挂。

12. 每次呼吸都深入内心，探索和拓展思维意识。活在当下，即专注于此时此刻。

13. 请团队成员专注于当前的呼吸，闭上眼睛，体会双脚踏在地面的感觉。几分钟后，让团队成员睁开眼睛，感受周围能量的变化。

大自然是灵感的天然源泉

我们经常忽视最卓越的治疗师与灵感之源——大自然。如果你正在寻求灵感或深思某个问题，可以尝试走到户外，进行一次散步。这样做有助于减轻你的困扰带来的沉重感。与大自然亲近的妙处在于，它能够让你暂时放下心中的负担，转而体验身体的感觉。简单的散步，与自己的呼吸建立联系，放下过度的思考，重新点燃儿时的幻想，运用想象力将大自然变成你的游乐场，从而充分激发创造性思维。

2013 年，《英国运动医学杂志》发表了一篇文章，指出在城市公园或自然环境中散步 25 分钟，就足以让大脑得到充分的休息，并显著提升认知功能。研究证实，当人们进入绿地区域时，他们的觉醒度和专注度会降低，挫败感减少，而意识水平提高。离开绿地时，专注度会有所提升。

当前额皮质（大脑中参与规划复杂认知行为和决策过程的区域）使过度思考的大脑平静下来时，人们往往会有顿悟之感。这类似于激活了一个"想象力网络"。当人们处于自然空间，如森林中，不专注于任何特定事物时，想象力网络便会被激发。

对于创造力而言，想象力网络至关重要，它涉及大脑多个区域，包括海马体（大脑中负责记忆形成和存储的区域），以及内侧前额叶皮质，这涉及自我聚焦的处理过程，包括自传体记忆。想象力网络使我们能够想象不同的景观和场景，构想未来，回忆过去，理解他人和自己，从经验中创造价值。

无论何时，当你感到压力重重或思维枯竭时，只需寻找一棵你最喜欢的树，坐在树下。如果你身处树林或公园中，可以静静地散步，聆听周围的声音，避免过度思考。仅需专注于呼吸，享受这份宁静。

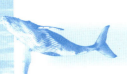

散步式冥想

当你再次遇到灵感枯竭时，不要再坐在电脑屏幕前了。相反，走出室外，接触大自然，让你的大脑得到休息，并促进认知功能的恢复。不要被动等待解决方案的出现，而是要主动采取行动。进行一次深呼吸，敞开心扉，开始以下的练习。

1. 走出室外，接触大自然。如果你居住在城市中，可以选择前往你最喜欢的公园或林地。通过鼻子进行呼吸。

2. 在开始练习前，请静立片刻，将今天剩余的事务暂时置于一旁。专注于当下，只有自己存在。关闭手机，隔绝外界干扰。

3. 感受脚下的大地，进行几次深呼吸，清晰地意识到自己的呼吸，注意呼吸波流动的位置。

4. 以正常节奏散步，同时与自己的呼吸建立联系。关注这个全天候陪伴你的呼吸运动，感受其起伏波动。

5. 当一只脚接触地面，另一只脚向前迈步时，注意身体平衡状态的变化。每迈出一步，都感受与地面的接触，手臂自然摆动，留意周围的景色和声音。

6. 专注地走好每一步。当思绪开始游离时，温柔地将其引导回来，集中注意力感受双脚触地的感觉，抬脚、迈步、落地。保持对当下的感知。

7. 观察你所看到的颜色和材质，是否发现了以前未曾注意到的事物？

8. 继续进行深呼吸，保持舒缓的步伐。注意周围的声音：你能听到什么？专注于最近处的声音。能否听到双脚踩在地面上的声音，附近交通工具的声音，或是鸟鸣、人声、风声？

9. 继续前行，持续关注自己的呼吸和脚底与地面接触的感觉。注意呼吸的节奏，让每一步都带来内心的平和与稳定。

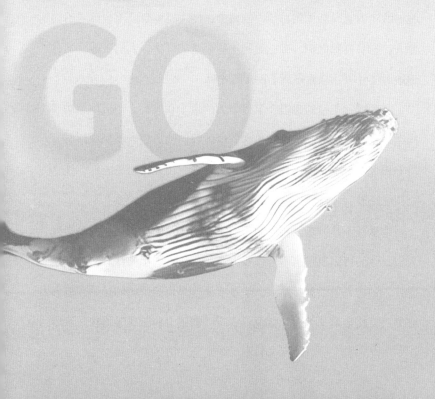

第 7 章

增强自信心与自我价值感

呼吸疗愈

超越社会期望，重新定义自己

当人们试图按照既定方式行事或遵循特定的社会期望时，自身施加的压力有时会导致自信心的缺失，使人感觉自己不合群或不如他人。为了自我保护，避免受到这些情绪的干扰，人们可能会下意识地屏住呼吸，从而限制了正常的呼吸。

对失败和犯错的恐惧会阻碍个人的进步和成长。消极的想法如同杂草，需要被清除，以防止它们侵蚀我们的思想。我们应该努力培养积极的思维，像培育美丽的花朵一样，用爱去呵护它们，让它们持续绽放。

这里并不是鼓励人们沉溺于幻想或漫无目的地生活，而是提醒人们，他们可以决定自己的呼吸方式、反应方式以及注意力的分配方式。一个人对愤怒、憎恨、羞耻或痛苦等负面情绪的接纳和容忍程度，直接影响了他感知愉悦、安宁、创造力和归属感等快乐情绪的能力。有时，人们可能会感到自己的言论和行为没有得到应有的重视。在生活中，一些人可能只关注表面的成绩和结果，而忽略了表达内心更深层次的脆弱情感。你的父母可能一直努力为你提供优越的生活条件，希望给予你他们当年未曾拥有的东西。你可能一直在寻求长辈的认可，即便已经取得了众多成就，不断发挥创造力，也仍感觉不够。

当你开始清晰地认识到这些思维模式时，你会发现，自己可以选择活在当下。如果你能意识到自己一直无法摆脱过去的旧思维、往事和固有的系统观念，你就能更清楚地认识到，自己实际上是在进行无谓的抗争，而不是在做出理智的反应。

成为一棵树

树木从不相互评判，人们也很少对一棵树有所评价。它们以其静谧的存在提醒我们，要脚踏实地，不忘根本，吸收所需的养分，并对自身的独特性感到满足，同时享受周围的风景。

暴露自己的弱点往往会让人感到不安，担心遭到拒绝、误解或排斥。当内心那个负面的声音响起，告诉我们"你还不够好"或"你还不够聪明"时，我们可以转向内心那个积极的声音，寻求它的帮助，让它成为我们的盟友。我们需要以旁观者的角度去观察头脑中的这些声音，对它们抱有同情心，并认识到，这些声音仅仅是声

123

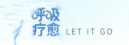

音而已，而我们有能力控制它们的响度。

无拘无束的想象是孩童的天性。故事能带他们去往遥远和未知的地方，让他们成为任何想成为的人。但随着成长，他们开始对周围的世界和文化期望有更清晰的认识，开始学习如何融入不同的社会群体。思想和身体逐渐形成了一种复杂的应对机制，以应对社交中的尴尬，以及当自己与他人或环境不协调时的感受。

所谓的真实感，就像太阳的升起和四季的更替一样自然。但如果我问你"你是谁？""你喜欢自己哪些方面？"你会如何回答？是否首先提及的是工作或婚姻状况？这些其实只是你身上的标签，并不是真正的你。

你可以尝试问自己以下问题：

"除了身份和工作之外，我是谁？"

"我最欣赏自己的哪三个特质？"

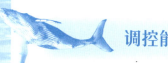

调控能量

　　通过简单地调整动作和站姿，可以有效提升个人的自信心，并给人以更强大和有力的身体感受。心理学研究指出，人的姿势和动作能够显著影响其心理状态和气质。改变姿势，可以影响个人的思考方式和情感体验。

1. 站立时双脚分开至与胯部同宽，保持脊柱挺直。想象有一条线从头顶向上延伸至天空，同时感受到自己的双脚像树根一样牢牢扎入地下。

2. 调整呼吸，将双手放置于腹部。通过吸气使腹部鼓起，呼气时腹部收缩，重复此动作数次以感受腹部的呼吸运动。

3. 轻微弯曲双膝，进行轻柔的弹跳动作。闭上双眼，放松精神。继续弹跳，双臂自然下垂，感受双脚踏在地面上的稳定感，保持脊柱挺直。

4. 在弹跳的同时，自然摆动双手和双臂，持续进行深长的呼吸。你可以根据自己的节奏进行，想象将内心的压抑和紧张情绪随着弹跳释放出去。

5. 恢复站立姿势，双手合十置于胸前。吸气时伸展双臂，呼气时收回至合十状态，想象这一动作能够释放心脏、胸部和喉咙的压力。

6. 完成几个回合后，再次恢复站立状态，双臂自然下垂。吸气时双臂高举过头顶，呼气时收回双臂，并发出"哈"的声音。这个过程可以视为一种能量转换，收回双臂时保持微笑，并在发声的同时感受其中的力量。

7. 经过几次练习后，闭上双眼，进行几次腹式深呼吸，双手放于小腹部位，专注于当下的感受。

"呼吸曾两次拯救了我的生命"

我是在伊比沙岛的一次聚会上遇见米歇尔·巴罗奇（Michelle Barocchi）的，自那以后，我们成了非常要好的朋友。在我们相识的三年前，米歇尔不幸因一场摩托车事故失去了一条腿。我初次见到她时，我们正在攀登一个陡坡，气温高达 40 摄氏度。在我们所有人汗流浃背之时，她的速度却比任何人都快，她身上散发着魅力与自信。

后来，我在我的呼吸课上再次遇见了她，这次相遇对我们两人都具有重要意义。米歇尔不仅是一位免疫学专家，还教授瑜伽、呼吸与冥想课程。她的课程核心在于教导人们爱护和欣赏自己的身体，并从生活中寻找积极向上的元素。以下便是她的故事。

呼吸曾两次拯救了我的生命。

2015 年 8 月，11 岁的我正骑着一辆黄蜂牌小型摩托车，在意大利南部的山丘间穿梭。在一个左转弯时，哪怕只晚几秒，我的左腿或许就能得以保全。一辆亮蓝色的菲亚特汽车撞击了我，剧烈的疼痛瞬间传遍全身。我本能地发出了撕心裂肺的呼喊。我被甩出约两米远，躺在路边，头盔紧挨着头部。我心想：这下完了。然而，没想到的是，我的生命迎来了新的开始。

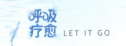

　　天空看起来比以往任何时候都要蓝，都要亮。"呼吸！"有人在我耳边喊道，这句话仿佛打通了我的经脉。我的腿痛得发抖，血迹斑斑，我急促地呼吸着，清楚地意识到必须在五分钟内找到止血带为腿部包扎，否则我将无法生存。我的直觉是正确的，但情况非常严峻。

　　我看到我的左脚软绵绵地垂着，脚背翻过来，完全扭曲变形。情况看起来很不妙。我感到自己即将死去。我凝视着同伴的眼睛，紧紧抓住左大腿的后侧。我能感觉到自己的呼吸越来越微弱，天空中金黄色的光线也逐渐变得微弱。然后，我开始逐渐失去意识。

　　后来，我进行了一次强有力的呼吸练习，这是我在加州大学伯克利分校的传染病免疫学博士培训班的一次瑜伽教师培训课中学到的。

　　Ujjayi，也就是勇士呼吸，是一种在呼吸时通过喉咙轻微发声的技巧，有助于集中注意力，这是瑜伽大师们数世纪以来一直采用的呼吸冥想法。我尽力加深和延长我的呼吸，将注意力集中在喉咙上，发出深沉如海洋般的声响。

　　随即，我的同伴弗朗西斯科和其他几名车手开始呼救，而我则独自聆听着自己的呼吸声，凝视着天空。渐渐地，我仿佛与天空融为了一体。天空进入我的身体，我变得和天空一样宁静。然后，天空将我包围，就像我们接受了自己的沉默一样——在这沉默中，我与天空合而为一。

不久后，马泰拉的几名急救人员乘坐救护车赶到，现场还有一架直升机。我感觉一股暖流涌入血管，当我被抬上直升机时，医护人员向我竖起了大拇指，鼓励我："保持呼吸，加油，我们会挺过去的。"由于药物的作用，我昏迷了三天，醒来后迎来了生命的新篇章。

时间飞逝，转眼到了 2017 年 7 月，那场改变我生活的事故已过去近两年。一些当地的长者前来小聚，并进行集体祷告。就在那时，丽贝卡·丹尼斯分享了她对呼吸的深刻理解，我第二次体会到了呼吸的魅力。

我有意地进行了几分钟的呼吸连接练习，突然间，我感觉自己仿佛回到了意大利的那条马路上。腿部依旧传来剧烈的疼痛；无尽的恐惧、愤怒与悲伤充斥我的全身。我开始颤抖，随后，丽贝卡引导我经历了一次非常生动而痛苦的旅程。旅程结束时，我发现她正像抱小孩一样抱着我。我眼中充满了泪水，环顾四周，发现落泪的不止我一个。

这是我生命中最重要的经历之一。尽管我曾有过意识高度集中的经历，也从更高的维度审视过问题，毕竟我在秘鲁学习了几年，但这次的经历完全不同。以往的经历中有外源性力量的参与，而这一次，我只使用了自己的呼吸。那时，我完全放空了自己。没有了愤怒，没有了悲伤与痛苦，没有

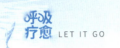

了判断，也没有了沉重的情绪，这些情绪自截肢以来一直未曾得到释放。

现在，我利用以往的科学知识对呼吸进行了研究，并将 20 多年的瑜伽练习经验与秘鲁的传统实践相结合，开始了探索二者真谛的旅程。自从那次"事故"以来，过去 5 年的经历教了我"忘却"，教会了我如何放下心中的执念，使我清晰地意识到了爱的存在。在转变的过程中，我学到了很多；不仅是身体上的变化，我的个性也发生了巨大的转变。过去，我的认知基于有限的想象。

现在，我的认知建立在实践经验之上。我不仅仅是我自己——作为一个刚刚截肢的人，我意识到必须改变对自身身体状态的看法。我以前认为，我有两条胳膊、两条腿，是一个完整的人；按照这个逻辑，我现在有一条腿和两只胳膊，从某种意义上说，我就是"不完整的"。

曾经，我认为这种看法是正确的，因为在我的认知中，人的精神与肉体是一体的。但为了在精神层面上有所提升，我们必须努力达到忘我的境界。

从那以后，我明白了，只有意识到肉体与精神的差异性，人才能真正获得自由，从而避免痛苦，包括信念与思想上的自由。因为，人的肉体是有限的，它只是展示自我本质、发挥个人能量的一种简单的载体。虽然我的一条腿已经不在了，但我仍然能感受到它的能量流动，正是这股能量帮助我在世间生存。

如果你从未经历过恐惧，那么你就永远无法真正理解恐惧。恐惧是人生命成长过程中的一部分。要想摆脱旧有的模式，需要付出巨大的努力。你有权选择是活在爱中还是恐惧中，而我们的每一次呼吸都会放大其中的一种能量。所以，当你感到恐惧时，抬头面向太阳，一直跟随光明，坚定地选择活在爱中，深呼吸。

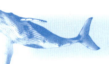

拓展生命力

　　在传统瑜伽中，通过念诵祷文来掌控和拓展生命力，被称为"生命的气息"。为了在身心连接的过程中产生特定的振频，呼吸练习通常与祷文相结合进行。以下练习灵感来源于瑜伽教程，结合阳光与祷文，旨在共同促进自信的提升。

1. 寻找一个舒适的坐姿。

2. 将右手放置于心脏位置，左手放置于小腹部位。进行几次自由式的深呼吸，至少三次。

3. 深吸气至小腹，倒数 4、3、2、1，屏住呼吸。从 2 数到 4，想象阳光被吸入腹中。呼气时，将能量引导至心脏部位，再次倒数 4、3、2、1，然后屏住呼吸，从 2 数到 4。想象阳光就在你的心中。

4. 在进行此项练习时，可以在心中默念祷文"Om Suryaya Namah"。

5. 重复此练习 12 次。完成后，平躺下来，静享 5 分钟，感受阳光在体内留存的愉悦。

设定自我边界

大多数人都经历过缺乏安全感的时刻。在与自己的思想斗争中，焦虑和自责的情绪可能会扭曲你的自我认知，并影响你的行为。人脑中的杏仁核结构是内置的警报系统，它的作用可能导致人们在面对与过去类似的情况时，不信任自己的直觉，反应失措。呼吸练习可以增强我们的边界感，每次问题的浮现都是一个清理旧有思维模式的机会。

通过将注意力转移到呼吸上，你可以暗示大脑无须启动警报系统。

你所重视的事物，如果不加以适当控制，可能会反过来限制你。人类天生希望取悦他人，渴望被人喜欢，但事实上，你无法让所有人都对你感到满意。朋友或同事可能向你传达了一种信息，即你永远无法达到他们对你的期望，这可能导致你感到自我价值低，缺乏自信。如果某些人让你觉得自己不适合做某些事情，你可以适度地忽略他们的看法或这种思维方式，学会拒绝，寻找一个能够培养和激励你的工作或生活环境。

有时，身边的好友、爱人或父母也可能成为你内心的声音，使

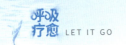

你感到困扰。一旦这些想法开始涌现，立即进行深呼吸，并将注意力转移到身体上。通过集中注意力于自己的呼吸，你可以向大脑发出信号，表明目前无须启动警报系统。你完全有能力应对。保持平和的同时，也要保持热情，并明确自己的底线。

有时，你可能会发现自己再次陷入取悦他人的思维模式，试图获得认可，在那些削弱你自信心的人面前过分顺从，应该拒绝的时候却说了"可以"。

你需要听从内心的声音，接受无法让所有人满意的事实，并珍惜这样的自己。 因此，在珍惜所有记忆的同时，也要学会放下，向前看。如果你目前正处于处理这些情绪的阶段，并感到些许尴尬，这是正常的。生活不可能总是一帆风顺，总要尝试去接受。实际上，我们每时每刻都有机会选择放下，并以平和的心态面对生活。

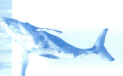

蜂鸣式呼吸

　　进行 1 至 2 分钟的蜂鸣式呼吸练习，你可能会感到精神焕发、活力增强。在进行此呼吸法时，呼吸节奏会减缓，心率也会随之降低。闭口发出嗡嗡声不仅能够缓解压力，还能改善淋巴系统的循环，促进安多芬与一氧化氮的释放，这些化学物质是维持人体健康的关键。在演讲开始前，轻柔地振动声带，可以为其提供短暂的休息。

1. 选择一个舒适的坐姿，保持脊柱挺直，坐骨稳定。避免身体前倾，放松双肩，挺胸。使用拇指或食指轻轻堵住双耳。

2. 放松下巴和面部肌肉。闭上双眼，微张嘴巴，保持上下颌略微分开。准备开始呼吸练习，并保持微笑。

3. 通过鼻孔进行吸气，呼气时缓慢且稳定地发出嗡嗡声，想象声音源自喉咙深处，沿着脊柱向下传导至尾端。

4. 短暂停顿后，进行几次腹式呼吸，并伴随自我暗示：

　　"我是有能力的。"

　　"我已经尽可能做到了最好。"

　　"我足够坚强，足够有力。"

　　"我值得被爱，我接受现在的自己。"

5. 继续进行几轮练习，体会练习给你带来的感受。

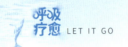

爱自己，接纳自己

在人生的早期阶段，个体的自我价值感往往是不明确的，需要经过多年的成长才能逐渐形成清晰的自我认知。如何教育孩子去关爱并发展真实的自我，进而塑造独特个性？

孩子们通过观察和模仿大人的行为来学习。因此，我们需要从自身做起，每天都以一颗慈悲之心对待自己和他人。我们应该控制面对屏幕的时间，爱护自己的身体，并且学会不在意他人对自身的评价。如果你希望自己的孩子相信，自己能成为任何理想中的人物，那么你自己也应该相信自己具有相同的潜力。

对自己的底线有一个清晰的认识，并允许自己以一种健康的方式接受爱和表达爱，这将有助于孩子建立自信，并放心地去表达爱。对一个人来说，了解自己的价值、爱护自己的身体、掌握自我的能力是非常有魅力的特质。

你爱护自己的身体吗？在照镜子时，你是否会感到难过？是否经常对自己的身材感到不满？花些时间欣赏一下这个奇妙的身体吧。这具身体内有着数万亿个细胞和神经，它们不停地工作，收集各种信息，以维持你的生命。人体是一个完美的生态系统，旨在维持生命。然而，当身体承受额外的压力时，这个系统可能无法正常运作，导致人们对感知到的不完美进行自我批评，长期下来压力便会累积。

许多记忆会留存在我们的身体、组织和细胞中。每一种情绪、评价和经历都会被记录，就像数据一样。当你有意识地通过呼吸与自己的身体建立联系时，你实际上是在有意识地回到自己的家。身体就是你的家。

在家中，你会感到安全。人们对自己的家总是怀有感激之情，并从心底感受到力量。要知道，这里是你的庇护所，你能在这里感受到平和。然而，有时你可能会因为身体的某些瑕疵和不完美而感到羞耻和沮丧。你可能已经很久没有关注身体的某些部分，潜意识中，这些部分可能已经积满了灰尘和蛛网，甚至有些可怕。

要如何爱护你的身体，如何让阳光和空气重新进入这些房间呢？让身体的每个部分都充满生机吧。不要再因为身体的不完美而感到难过，而应该用爱心去呵护它。让每一次呼吸都充满爱，让每一次呼吸都像爱的音符一样，传递到身体的每一个角落。

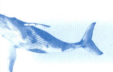

14 天学会自我接纳

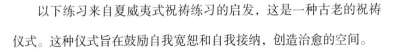

以下练习来自夏威夷式祝祷练习的启发，这是一种古老的祝祷仪式。这种仪式旨在鼓励自我宽恕和自我接纳，创造治愈的空间。

你与自己感觉中的一样美丽，这种美丽是由内而外散发的。你会很容易从自己身上发现自己欣赏、喜欢或热爱的特质。接下来的练习将帮助你重塑思维模式，将注意力集中在有意义的事物上，而非自我批评或自我比较。每天只需练习几分钟，几天后你就会发现其效果显著。你可能会在练习过程中感到不适或尴尬，请尝试坚持14天，这将带给你全新的感受。

1. 闭上眼睛，停止自我评判和批评，让内心逐渐接受自己的形象，如同呼吸一般自然。感受这一刻的体验，仅仅观察自己的感受，深深吸气，然后缓慢地呼气。

2. 如果内心仍有负面声音，如"噢，我还不够好"或"我无法控制自己的想法……"，立即将注意力转回到呼吸上，并保持专注。提醒自己："我是爱你的。"让这些话语像消化食物一样被内心吸收。

3. 以同情的心态对待消极想法。你可能会发现，越是与自己较真，越容易感到悲伤。

4. 在心中默念以下话语 10 至 20 遍，每念完一句就进行一次呼吸，
   感受这些话语渗透到身体的每一个角落：

   "对不起。"

   "我爱你。"

   "请原谅我。"

   "谢谢。"

5. 当你觉得可以结束练习时，进行一次深呼吸，然后对自己说："我
   爱你。"如果你觉得目前还无法做到，也可以说："我会尝试着去
   爱你。"完成这些步骤后，记得微笑，对自己的勇气和当前的状态
   表示爱与欣赏。

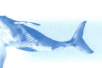

21 天提升自信

焦虑和缺乏自尊心是难以应对的情绪状态。然而，有时通过将注意力集中在呼吸上，可以短暂地中断并重塑负面思维模式。建议每天早晨进行 10 分钟的练习，并坚持 21 天。你可以播放背景音乐以辅助调整呼吸节奏和气息流动。两首曲目播放完毕后，10 分钟的练习也随之结束。如果某一天未能进行练习，应在之后补充完成。确保每次练习的时间和地点保持一致，使其成为习惯。此项练习应该成为日常生活的一部分，而非仅是焦虑缓解的手段。

1. 选择一个舒适的地方坐下。缓慢地吸气，可以从 1 数到 3 或数到 4，将气体吸入腹腔，然后通过鼻子缓缓呼出。

2. 感受双脚踩在地面上的稳定感，双手轻放在膝盖上。将注意力集中在双手上，体会它们与膝盖接触的感觉。

3. 再次用鼻子吸气，想象这股气息沿着脊柱下行至底端，然后再返回。持续进行这样的呼吸。

4. 吸气时从 1 数到 4，呼气时也数 4 个数，如此循环几个回合。在吸气时心中默念几句自我肯定的话语。在呼气时，默念以下话语："我可以的。"

"我有自信，也有能力。"

"我现在头脑清醒、冷静。"

"此时此刻，我就是完美的。"

5.练习结束后，你可以写日记，记录自己的感受和体验。

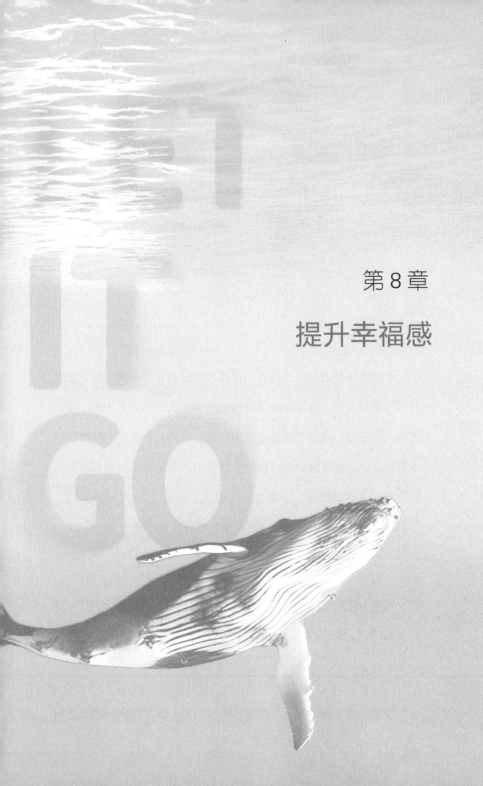

第 8 章

提升幸福感

感恩的奇迹

幸福感源自内心，关注并欣赏我们已经拥有的一切，而非总是渴望未得到之物，这是一种提升满足感和积极性的常见方法。研究证实，持感恩心态能增进身心健康，减轻压力，并激励人们更积极地参与活动，更好地照顾自己。生活中的一些琐事，如迫近的截止日期或待支付的账单，可能会带来困扰。面对生活中的各种挑战，我们要保持一颗感恩的心，学会在纷扰中寻找满足感。

我们常常忙碌于各种事务，却忘记了呼吸和生命本身是一件多么平常而又非凡和神圣的事。

放慢生活节奏，享受生命旅途中的风景，哪怕并没有到达你的理想之地。要学会适时放下，进行呼吸练习，为自己创造空间，稍作休憩，欣赏生命中每一刻的美好。

许多人急于奔向未来，却没有意识到并非一切都需要匆忙。我们常常忙碌于各种事务，却忽略了呼吸和生命是一件多么平常而又非凡和神圣的事。我们所呼吸的空气，也正是我们的祖先所呼吸过的，它将人类与其他生命形式紧密相连。

许多人忙于追求更多的财富和物质，但有时，为了重获活力、恢复清晰的理智和找回自我，我们需要放慢脚步，进行反思。当你停止渴望那些无法得到的东西，不再攀比，不再绝望，你会发现自己因现有的一切而感到更加鼓舞和满足。当你不再刻意追寻幸福，或许有一天你会惊喜地发现，幸福已悄然来到你的身边。

赫布定律阐明了一个神经科学的原理：一同放电的神经元之间会形成联系。神经通路被激活的时间越长，其神经元在受到刺激后建立联系所需的时间就越短。

如果一个人不断地向大脑输入消极思想，这些消极思想的神经通路就越容易被激活。相反，一个心怀感恩的人会通过神经通路向大脑传递积极的信息，从而更容易激活积极的神经通路。随着时间的推移，这种积极的思维模式将逐渐形成。

加州大学洛杉矶分校的神经科学研究员亚历克斯·科布（Alex Korb）提出了关于感恩与幸福感的见解，这些见解可以帮助我们提升生活质量：

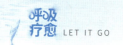

"一切事物都是相互联系的。感恩的心态有助于改善睡眠。睡眠质量的提高可以减轻人的痛苦。一旦痛苦减轻，人的心情往往会变得更加愉悦。心情的愉悦可以减少焦虑，进而提升专注力和规划能力。"

"专注力和规划能力对于做出决策至关重要。良好的决策能力可以进一步减少焦虑，提升个人的愉悦感。愉悦感的增强会激发更强烈的感恩之情，从而形成一种螺旋上升的良性循环。当心情变得愉悦时，人们更有可能参与各种锻炼和社交活动，这反过来又会增强他们的幸福感。"

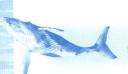

感恩式呼吸

　　当你将注意力集中在呼吸或让你心存感激的事物上时，大脑中被称为"快乐中心"的区域会释放多巴胺和血清素，这些化学物质能带来快乐和满足感。这项练习仅需几分钟，因此建议你每天坚持，并持续一周。练习时，你可以选择躺着或坐着，地点随意，无论是在床上、浴室、火车上，还是在工作间隙。

　　为了最大化练习效果，你可以准备一本笔记本，记录下你感恩的心情。或者，你也可以制作一个感恩罐，将感恩的事情写在纸上，然后放入罐中。尽量坚持每天记录一两件事，并保持积极的心态。

1. 放松你的注意力，感受双脚与地面的接触。放松身体，包括下颌、鼻子、背部和双腿。

2. 缓缓进行一次深呼吸，呼气时深深叹气，彻底放松。想象气息从头顶进入，一道彩虹般的治愈光芒照亮你的体内，滋养身体的每一个角落。请对每一个细胞表示感谢。

3. 深吸一口气，让眼睛、嘴巴和面部的肌肉群参与呼吸，释放这些部位的压力。让颈部和肩膀也感受到呼吸，想象在呼气时释放所有压力。

4. 让手臂、前臂、腰部和双手参与呼吸。每次呼吸时,对这些身体部位表示感激,想象一道白色的治愈光线照亮这些部位。

5. 接着,让胸部和胸廓参与呼吸。深吸一口气至心脏,感谢它不停歇地跳动。想象所有的器官、血管、骨骼和肌肉都参与呼吸,白色的治愈光线照亮身体的每个部分,让身体的各个部位都能接收到感恩的信息。

6. 想象通过呼吸在腹部、臀部和腿部创造空间,每次呼吸都传递感恩的信息,白色治愈光线照拂到大腿、膝盖、小腿和脚趾。

7. 每次呼吸都增加对自己身体的爱。全身参与吸气,同时暗示自己:"我与自己的身体同在。"呼气时暗示自己:"我回到了家。"

8. 通过鼻子吸气,再通过鼻子呼气。深深吸气,稍作停顿,然后放松地呼出。

9. 吸气时感受腹部和胸腔的鼓起,呼气时收缩。吸气时闭眼,集中思考三件令你感恩的事。它们可以是朋友、呼吸的空气、大海、森林、孩子的微笑,或是所爱之人的拥抱。同时,也要感谢自己的身体,它每天都在为你辛勤工作。

10. 在呼吸中,感受能量进入身体,治愈每一个部位和细胞。保持呼吸节奏,注意每一次吸气和呼气的流动。想象这能量也进入你周围和你所爱之人的体内,他们在进行自我治愈,享受生活。

催生"快乐激素"的 20 个小技巧

1.多巴胺：被称为"快感激素"，是一种神经递质，对人脑的奖励系统至关重要。它与愉悦感、学习、记忆和运动功能相关。催生多巴胺的活动包括：

- 完成待办事项中的一个任务。

- 为自己预订假期。

- 关闭手机，享受夜晚的月光。

- 在他人需要时伸出援手。

- 庆祝个人或团队的成功。

2.后叶催产素：有时被称为"爱的激素"，对分娩、哺乳和亲子关系的建立和维护至关重要。它还能增强信任、同理心和社会融合。后叶催产素水平可通过以下行为提升：

- 表达爱和关怀。

- 拥抱。

- 展现友善。

- 握手。

- 赠送礼物。

3.血清素：这种神经递质有助于调节情绪、睡眠、食欲、消化以及学习能力和记忆力。提高血清素水平的活动包括：

- 冥想。

- 跑步。

- 置身大自然之中。

- 在海中游泳。

- 保持感恩的心态。

4.内啡肽：作为人体的天然镇痛剂，内啡肽在人体承受压力或不适时释放。催生内啡肽的活动包括：

- 深呼吸。

- 拥抱大树。

- 大笑。

- 跳舞。

- 聆听音乐。

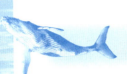

完整的呼吸循环

　　当你感觉思维迟钝，需要放缓思考节奏时，以下练习将有助于你调整心情。进行此练习时，请保持微笑，几轮之后注意体会身体和精神上的感受。此练习将运用到腹肌和横膈膜，而不涉及胸腔上部和颈部的肌肉，使得更多的气体交换发生在下肺叶。这种深呼吸有助于更多的氧气进入身体细胞和组织，带来放松和安定的感觉。

1. 垂直站立，双臂自然下垂，双脚分开至一脚掌宽度。保持身体放松，特别是下巴和肩膀。

2. 感受双脚平踏在地面上的稳定感。放松精神。用鼻子吸气，轻轻推动腹肌向外鼓起，同时数到5，并举起双臂。

3. 屏住呼吸，数到5，然后通过鼻子缓慢呼气。注意腹部在呼气时的收缩，同时放下双臂。

4. 当气体快要呼尽时，用力收缩腹肌，将肺部深处的气体完全排出。再次屏住呼吸，数到4。随后放松腹肌，进行下一次吸气。

5. 重复此过程10次。随着你对练习的熟练程度提高，可以逐渐延长呼吸时间，尝试数到10。

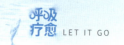

关注心脏与肠胃健康

心脏是一种智能器官，它的状态能反映出人的情绪变化。当人们处于冷静和平和的状态时，心率通常是缓慢而有规律的。相对地，当人们感到恐惧、兴奋、压力或焦虑时，心率会相应发生变化。而呼吸练习被证实可以稳定情绪。

有一种观点认为，要想与自己和他人保持良好的关系，就必须勇于面对受伤的可能，并以真诚待人。即使预知自己可能会经历悲伤、痛苦和忧伤，依然能够敞开心扉去爱，这将使生活更加充实，因为这些都是生活的多彩组成部分。然而，如果因为过去的伤痛而封闭自己，那么也就阻碍了其他情感体验，比如喜悦和兴奋。

越来越多的研究证据表明，肠胃健康与心理健康之间存在联系。人脑与肠胃之间存在持续的双向交流，这被称为肠—脑轴，意味着压力能直接影响肠胃功能。腹式呼吸能够刺激副交感神经系统，帮助缓解身体核心区域的压力，从而提高消化系统的效率。

我们应该经常提醒自己，肠胃中含有数百万个神经元，它们通过神经系统将信息传递给大脑。一个健康的肠胃状态可以带来一个快乐的大脑。由于人体中 70% 的血清素是由肠胃分泌的，因此，通过呼吸练习来深度按摩肠胃，相当于在积极改善肠胃的感受。肠胃的感受不仅仅受到食物的影响，还包括所见所闻、阅读、周围人的影响，以及生活方式和思维模式，当然还包括最重要的呼吸模式。

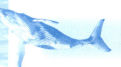

深度按摩肠胃

　　此项练习适宜于任何时间进行，尤其推荐在临睡前练习，有助于放松身心。

1. 躺下，让全身放松。将双手放置于腹部，感受吸气时腹部逐渐鼓起的过程。进行 15 次腹式深呼吸。

2. 缓慢地将身体转向左侧卧位，膝盖轻微弯曲。将头部枕在左手上，右手放置于右腿上，调整至最舒适的姿势。

3. 在左侧卧姿下，专注地进行 21 次深呼吸，注意呼吸的次数。左侧卧位时，由于身体重量对肠胃的压迫，有助于促进消化系统的按摩和消化效率。

4. 恢复平躺姿势，双腿舒适地伸展，双手再次放置于腹部。在吸气和呼气的过程中，抬起双手，然后放松双手放回身体两侧，心中默数 21 次呼吸。

5. 转向右侧卧位，重复第 3 步和第 4 步的动作。

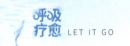

瑜伽大师的幸福秘诀

我有幸在生命中遇到了几位杰出的人物，杰茜·霍恩（Jess Horn）便是其中之一。作为一位瑜伽和冥想大师，杰茜拥有将瑜伽知识以浅显易懂的方式传授给不同阶段学习者的能力。以下是她讲述的一些关于幸福的秘诀。

在过去 20 多年里，我汲取了来自生活各个方面的经验，探索出了多种练习方法和技巧。我发现，最有效的方法在于帮助人们面对生活中的挑战时保持平和的心态、抗压能力和冷静。在我看来，最有效的方式是为我们提供恢复冷静和宁静的时间，以便与自己的内心世界进行交流。

许多人感觉我们总是处于"应战"状态。由于现代科技的发展，人们常常感到必须随时待命，不断地回应各种要求，这使得工作与生活之间的界限变得越来越模糊。过去，人们能够自然而然地保持一种平静的心态，但现在，我们必须有意识地决定去培养这种心态。

如今，人们很少在乘坐火车或散步时独自静默地思考，甚至在上厕所或洗澡时也在听广播、音乐或有声书。我们总是试图提高效率，学习更多，结果却占据了所有可以静下来的时间。我认为，没有什么比培养"无为"能力更重要的了，

"无为"能力指的是通过一系列练习达到稳定情绪、专注当下、保持镇定的状态。

在这个时代，我们不断地被各种噪声和信息轰炸。人们可以通过 7 种以上的方式联系到我，而且他们总是希望得到即时回复。无论我们走到哪里，耳边都是音乐、收音机、电视、手机和广播的声音，这些声音刺激着我们已经超负荷的大脑。对许多人来说，他们已经对此上瘾，认为找个地方静静是不现实的，也难以实现。然而，若环境中没有噪声的干扰，我们就能获得很好的治愈效果，因此，体验一下这种不适感是非常值得的。

内心的平和与安定是自然存在的，当我们真正感受到它时，就能领略到它的美妙和魅力。有了这份宁静，我们就能倾听自己内心的声音和智慧，而不是被非理性且有些刻薄的内心声音所左右。这份平和与安定让我们体验到作为人的本质，它是宽广的、充满爱意的、宁静的。事实上，当一个人给自己留出时间进行深思时，他往往会变得更加有创造力，工作效率也会提高。

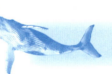

培养"无为"的心态

　　培养"无为"的心态、观察自己的内心世界、与自己建立友谊，以及在无噪声的环境中享受独处，这些理想状态并不容易实现。然而，这样的环境对自我接纳大有裨益。一旦形成了"无为"的心态，你会发现自己的生活不再那么忙碌，注意力也更为集中，幸福感自然随之提升。

1. 独自走进大自然散步，不带手机，不戴耳机，只有你和你那可爱的自我相伴。最初可能会感到些许不适，但请尽量适应这种状态。我保证，你将在大自然中体验到更多乐趣，更加专注于当下，无论是身体还是精神状态，都将感到舒适和清新。

2. 在车内时，请避免打开音乐或广播，为自己保留一片安静和思考的空间。

3. 洗澡时不要播放音乐或任何背景声音，只留下你自己、你的身体和你的呼吸。

4. 当你熟悉了上述过程后，可以每天安排几分钟进行冥想，观察自己的呼吸和思绪。注意这种自然而然的停顿，它最终将成为一种平和愉悦的体验。这里的目标不是停止思考或强行压制想法，而是成为一个观察者，静静观察它们的起伏，然后将注意力平稳地引导回自己的呼吸上，在此过程中稍作暂停。

随着时间的积累，这可能成为一种规律性的冥想练习，带来诸多益处。或许，在一天中留出一点时间来安抚内心，很简单。这样，你就可以在不需要他人参与、不做任何活动的情况下学会快乐。关键是要给自己留出时间，在呼吸和内心想法之间切换注意力时，体验那片刻的停顿，用心感受这份宁静与安定。最终，它将带你走向无限的可能性。

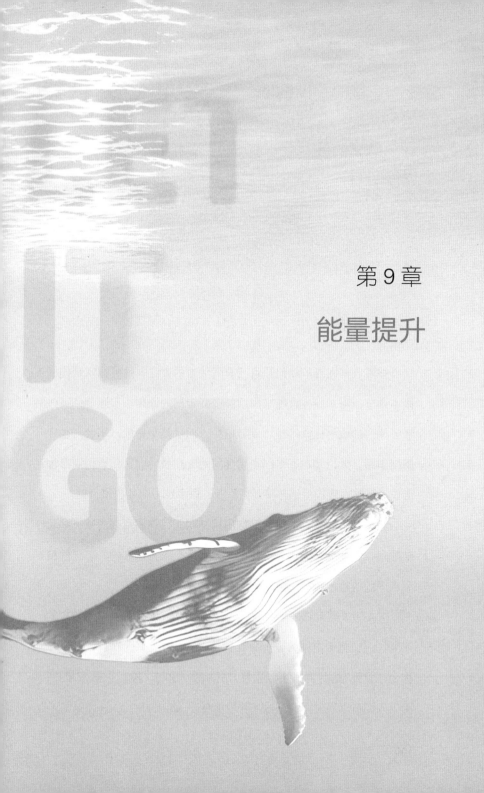

第 9 章

能量提升

呼吸疗愈

生命能量的存在

许多人都在寻求如何让自己充满活力的方法，这可能就是你阅读本章节，而非寻找含咖啡因饮料或能量棒的原因。实际上，某些呼吸练习的效果比咖啡或巧克力更快，而且是免费的，不会产生任何副作用。无论是在下午四点感到困倦，在长时间工作后仍需参加会议，还是在晚饭后辅导孩子做作业，以下练习都能提供帮助。

此外，为了每天都保持良好的精神状态，你还可以尝试一些长期练习，这些练习通常注重慢节奏，有助于维持平和的心态，使精力水平保持稳定，避免剧烈波动。

大多数文化都认同生命能量的存在。"Spiritus"源自拉丁语中的"呼吸"，在梵语中称为"生命气息"，在汉语中称为"气"，日语中称为"息"。这些词语不仅指代"呼吸"，也与"能量"紧密相关，因为人们可以通过呼吸练习来获取能量。

　　在调整呼吸的过程中，实际上是在调动体内的能量，以处理低频情绪，如愤怒、悲伤或焦虑，并为灵感、理性思维和动力创造空间。我们常常过分关注头脑活动，而忽略了身体的感受。当人们将身体运动与呼吸结合时，可以有效地提升情绪频率。

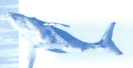

在舞动中感受呼吸

　　本练习受到昆达利尼瑜伽的启发，这是一种源自印度的瑜伽形式，主要通过集中精力打坐来唤醒人的意识。该练习不仅能有效缓解因久坐而产生的压力，还能释放身心中积聚的紧张。在早晨起床后或感到思考倦怠时进行，效果良好。

1. 选择一首你最喜欢的舞曲，双脚轻轻踏地，随音乐节奏弹跳，同时摆动臀部，膝盖微弯。如果你感到兴致高涨，也可以选择更大幅度地上下跳跃。

2. 站立时双脚分开至与肩同宽，膝盖略微弯曲。

3. 用嘴巴吸气，同时双臂向上举起，超过头顶。

4. 用嘴巴呼气，双臂向下移动，双肘紧贴胸廓，双手降至与肩膀同高的位置。再次用嘴巴吸气。

5. 吸气时双臂上举，呼气时双臂放下。

6. 以舒适的节奏重复此动作两分钟。随着你对练习的熟练程度提高，可以逐渐延长练习时间，增加动作的强度。

找到生命的节奏

宇宙中的万物，包括树木、石头、水、人体、思想和情绪，均由不同振动频率的能量分子构成。简而言之，有些分子振动较快，而有些则相对较慢，存在着高频和低频振动的差异。研究指出，人类的思想和行为能够影响身体内部的节奏和化学反应。例如，消极的思想可能导致身体释放压力激素，对心脏造成刺激，引起心率的加快或减缓。音乐等声音振动也能影响人的情绪和机体功能。

人类能够体验到各种情绪，如快乐、平静和宽容，这些情绪引发的是高频振动，它们能够带来心情的愉悦和舒适。而愤怒、沮丧和恐惧等情绪则属于低频振动，通常会导致心情沉重。一个人如果感到沮丧，他的呼吸可能变得吃力或浅薄；相反，如果一个人感到兴奋或紧张，他的呼吸可能会变得急促。

诱捕定律表明，当两种不同振动频率的事物共振时，高振动频率的事物能够带动低振动频率的事物提高其振动频率。换句话说，当人们有意识地与呼吸建立起联系时，相当于在提升自身的振动频率，从而缓解身体的压力和情绪上的阻碍。专注于当下时刻的意识可以使人不再关注过去或未来，而是完全处于生命中的"现在"。有意识地呼吸有助于稳定神经系统，并增强与生命状态的联系。

是时候提升你的振动频率了。有意识地呼吸和专注于当下，有助于你实现这一目标。

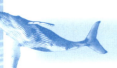

滚动式呼吸

当你感到情绪低落或心情沉重时，以下介绍的滚动式（或称为车轮式）呼吸练习可以迅速为你注入活力，转变情绪状态。此练习还被认为是一种有效的宿醉治疗方法，因为它能够促进淋巴系统和消化系统的循环，帮助身体排毒。通过激活交感神经和副交感神经系统，体内的肾上腺素水平会轻微上升，同时血液中的葡萄糖含量增加，以满足身体的能量需求。这一机制具有双重效果，既能产生能量，又能稳定情绪。

你可以坐着或躺着进行此练习，关键是找一个安静且不受打扰的地方。

1. 如果选择躺着练习，请弯曲膝盖，双脚平放在地面上，这有助于进行腹式呼吸。

2. 一只手放在小腹上，另一只手放在胸部。缓慢而专注地通过鼻子吸气，感受腹部随着气息的吸入而扩张，呼气时腹部收缩。

3. 在练习开始前，明确你的目标。思考通过呼吸练习你希望实现什么，它将如何影响你的感受，以及它将为你的生活带来哪些积极变化。也许，你希望改变你的思维和情感模式。

4. 通过鼻子吸气和呼气，保持下颌放松。

5. 吸气时集中注意力，呼气时全身放松。呼气时应避免用力过猛、断断续续或强行吐气，而应轻柔且缓慢地将气息释放，就像轻轻叹气一样。

6. 重复此呼吸过程，确保吸气和呼气动作连贯，中间不要有停顿。首先让放在腹部的手感受到吸气的动作，然后是胸部的手，随后呼气。呼气时不要急促，而应缓慢进行。

7. 形成一种连贯的呼吸模式可能起初会有些挑战性。你可能会面临这样的自我怀疑："我做不到。"然而，关键在于让你的思维与呼吸的节奏保持同步。请认真地感受每一种感觉和体验，细致地感知呼吸的过程。请记住，吸气时要采取主动，而呼气时则要保持放松。

8. 随着练习的进行，开始自然地摆动手臂，或用双臂轻敲地面，或在空中模拟跑步动作，同时发出"啊"或"噢"的声音。继续进行滚动式呼吸，双手放回至腹部和胸部。

9. 注意感受情绪和身体状态的变化，体验呼吸的流畅和舒展。

10. 持续练习 2 至 5 分钟后，逐渐恢复到正常的呼吸模式，并通过鼻子吸气。休息片刻，让全身放松。

11. 注意呼吸时腹部微妙的起伏动作，感受自己的状态，你可能会发现自己更加充满活力，或者头脑更加冷静和清晰。

12. 练习结束时，用鼻子深深吸气，然后用嘴巴有力地呼气，重复此动作三次。

　　小贴士：呼气时请保持放松。随着练习的增加，动作将变得更加自然。如果你发现难以做到或进行腹式呼吸有困难，可以减慢呼吸的节奏，或者尝试俯卧，直到你能感觉到呼吸动作带动小腹肌肉的活动。

不要急于求成，人生需要一些松弛感

速成的方法往往看起来很完美、完美得不真实，但多数情况下它们只能提供暂时的缓解。对于不同的人来说，自我治愈或放下内心的负担所需的时间各异，这是因为每个人都需要一定的时间和空间来调整自己的状态，让自己从充满压力到心甘情愿地接受并欣赏当前的生活状态。

这一过程是急不得的，过于急躁不仅无法达成目标，还可能导致对现有成就的不满。人的直觉能力越受到外界噪声的干扰，就越容易被那些声称具有"神奇"功效的快速解决方案诱惑。

我们周围充斥着过多的建议，大脑在过度刺激下快速浏览和分享信息，同时还要面对那些自称专家或学者的研究成果。从许多方面来看，科技的发展是非凡的、前所未有的，但它也使我们与自然脱节，剥夺了我们阅读和倾听自己身心的本能。在一个追求速度的世界里，慢下来反而能够治愈内心，增强对内在直觉的信任，尽管这确实与直觉相悖。

现在，人们对健康的追求正在迅速转变为另一种利润丰厚的产业。这类产业声称能够帮助人们实现内心的平和，永葆青春，甚至达到更高级别的意识状态。

然而，这种追求往往伴随着对某些观念的排斥，例如，人们应该去感受生活的多面性，体验那些复杂、鼓舞人心以及令人难以置

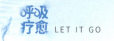

信的情感。但人类是脆弱而坚强的，只有在经历了生活的起伏之后，才能真正理解生活的真谛。真实的体验和真切的感知才是至关重要的。因此，只要生活还没有把你击倒，就应该尽可能地寻找自我、体验自我、坚守自我。

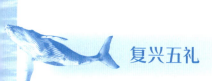

复兴五礼

复兴五礼，一套由五个练习动作组成的序列，据说起源于 2 500 年前的东方僧人。这些动作经过调整，特别强调了呼吸练习的重要性。灵感部分来源于彼得·凯尔德（Peter Kelder）的手册《青春之泉的古老秘密》，该手册将这一概念引入西方。

手册记载，印度僧人认为人体中有七处可转动的"心灵漩涡"：两处位于大脑，一处在喉咙底部，一处在身体右侧肝脏附近，一处在生殖器官，两侧膝盖骨上各一处。随着年龄增长，这些漩涡的旋转速度会减慢，影响健康。每天坚持进行五大复兴礼，可以恢复漩涡的旋转速度，从而改善健康状况。

以下一系列练习旨在舒展身体，增强体质。建议每个动作重复 3 至 5 次，之后每天增加一次，最多不超过 21 次。

礼 1：

练习时应保持动作缓慢，注意力集中，并调整呼吸。这不是高强度的锻炼，而是一种为身体充电和调理的方式。

1. 垂直站立，两腿分开至与胯同宽。

2. 伸展双臂至与肩同高，右手掌心向下，左手掌心向上。

3. 在开始转体前，选择一个体前的标记点，旋转时眼睛始终注视该点。

4. 从右向左旋转，想象自己在一个圆圈内，转体时通过鼻子缓缓深
   吸气。感到头晕时停止。

5. 转体结束后，双手合十，恢复重心，集中注意力进行呼吸。（图 9.1）

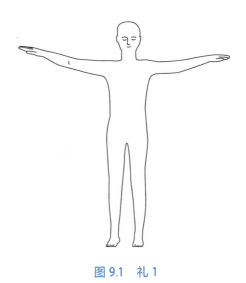

图 9.1　礼 1

礼 2 ：

　　这一动作较为常见，能增强腿部、腰部和腹部肌肉的力量，同
时按摩身体器官，有助于维持消化系统的健康。

1. 平躺，双臂贴于体侧，掌心向上。抬起头部，下巴向胸部施力，
   同时吸气，双腿抬至与身体垂直的位置。

2. 随后，头部和腿部缓慢放下，呼气。重复动作，吸气时头部和腿部抬起；呼气时放下。

　　小贴士：为降低难度，腿部可略微弯曲，待力量和柔韧性足够后再伸直。亦可将双手置于臀部下方以支撑腰部。（图9.2）

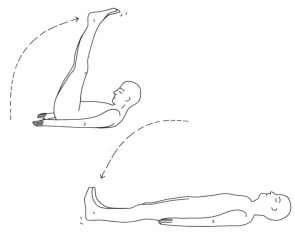

图 9.2 礼 2

礼 3：

　　此动作类似于瑜伽中的骆驼式，有助于舒展胃肠，改善脊柱柔韧性，刺激神经系统。

1. 跪在地板上，双臂置于体侧，手掌向内撑住大腿后侧。脚趾扣在脚掌下方，或双脚平放地面。将肩膀向后移，远离耳朵，深吸气，下肢保持不动。

2. 吸气时，两肩向肩胛骨方向后翻，双臂伸出，双手放在大腿后侧。

3. 双手支撑，头部后仰，目光投向天空。放松下脊柱，仅背部弯曲。

4. 恢复原状时呼气，下巴轻轻收回至胸口。吸气时身体后翻，呼气时恢复。

小贴士：做这一动作时，避免颈部用力，头部自然下垂。动作要缓慢，避免让脊柱与后背承受不必要的压力。（图 9.3）

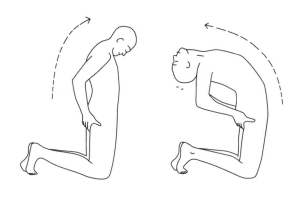

图 9.3　礼 3

礼 4：

这一动作要求胳膊、腿和腿部肌肉的力量协调，以及腰部和颈部的柔韧性，有助于改善消化系统、神经系统、呼吸系统和淋巴系统的功能，还能提升臀部线条。

1. 坐在地板上，双腿伸直，背部挺直。双腿间留有空间，双手平放在坐骨两侧，指尖向前。膝盖弯曲，双脚平放地面，开始深呼吸。

2. 利用肌肉力量，将盆骨向上撑起，使躯干以平直状态抬离地面，
　　膝盖弯曲，依靠双臂和双脚支撑。

3. 恢复至初始姿势，呼气。屏住呼吸，然后重复动作。吸气时抬离
　　地面，呼气时恢复。（图 9.4）

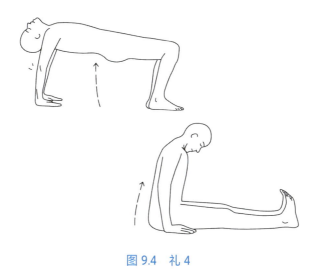

图 9.4　礼 4

礼 5：

　　你可能熟悉瑜伽中的上犬式和下犬式。最后这个练习是将这两
个动作连贯地执行，有助于缓解腰部压力，促进血液循环。

1. 俯卧在地板上，双手置于胸部两侧，模仿俯卧撑准备姿势，但两
　　肘需夹紧。

2. 深吸气，用双臂力量撑起身体，胸部展开，背部弯曲。双腿伸直，

肩膀自然下垂，头部后仰，眼睛向上看。臀部抬高时开始呼气，脊背伸展，尽量抬高脚跟，离开地面。头部自然下垂，眼睛注视膝盖。

3. 重复连贯动作。吸气时执行下犬式，呼气时执行上犬式。

　　小贴士：如果柔韧性不足，膝盖可略微弯曲。（图 9.5）

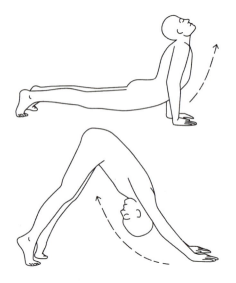

图 9.5　礼 5

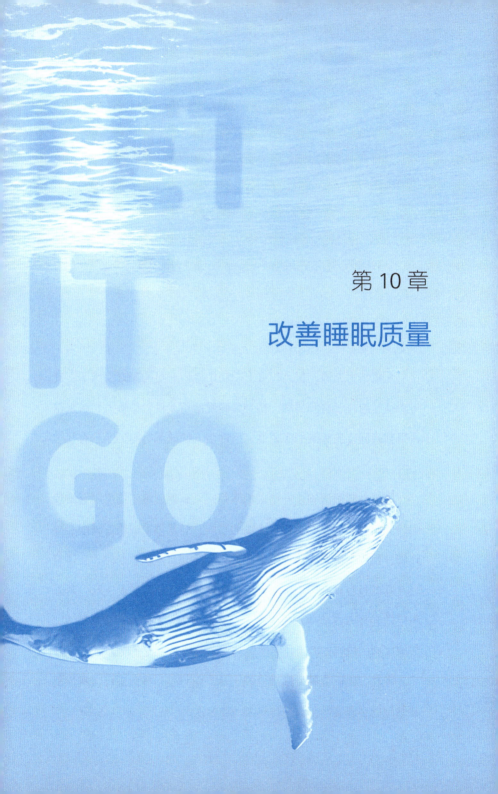

第 10 章

改善睡眠质量

休息、修复与调整

儿童精力充沛，很大程度上归功于他们充足的睡眠。然而，成年人往往忽视了自我照顾，特别是睡眠的重要性。尽管人们越来越认识到晚间优质睡眠的必要性，但许多人的睡眠时间仍然只有几个小时。

优质的睡眠能够提升个人的幸福感。睡眠质量不佳不仅会导致眼袋的出现，还会严重影响大脑的功能。经常熬夜或缺乏睡眠会导致脾气暴躁、易怒、精神模糊和健忘。此外，睡眠对专注力、体重以及衰老过程都有影响。它不仅能缓解压力，还能滋养皮肤。睡眠不足还会导致皮质醇水平上升，引发皮肤炎症，增加患肥胖症和2型糖尿病的风险，因为控制体重和食欲的激素主要在夜间分泌。

现在，失眠症的发病率急剧上升，而睡眠是身体进行自我恢复和修整的必要条件，如今却成了一种奢侈。

睡眠与记忆、学习和神经可塑性密切相关，在睡眠期间，大脑进入修复模式。充足的睡眠对于保持大脑的可塑性和信息处理能力至关重要。睡眠时间不足会影响大脑对日间学习内容的处理，损害未来的记忆力。研究还表明，睡眠有助于清除脑细胞中的废物，这是大脑在清醒状态下较难完成的任务。

睡眠被分为四个阶段：入睡期、浅睡期、深睡期和快速眼动（REM）期。每个阶段在维持身心健康方面都扮演着重要角色。

成年人的大部分睡眠时间（约 80%）都在非快速眼动（NREM）睡眠阶段，在这个阶段，呼吸节奏缓慢而有规律。进入快速眼动阶段时，呼吸节奏会明显加快，这也是我们通常所说的梦境期。在这一阶段，呼吸变得浅而不规则。在整个睡眠周期中，快速眼动期尤为重要，因为它刺激的大脑区域主要负责学习、记忆的创造和维持。在深睡眠阶段，脑垂体分泌的生长激素等重要激素，对人体成长和发育至关重要。如果一个人处于忧虑或烦躁状态，将难以进入深度睡眠，而深度睡眠正是身体进行自我修复和调整的关键时段。

在英国，有三分之二的成年人存在睡眠问题，近四分之一的人每晚睡眠时间不足 5 小时。工作压力的不断增加，加上日常开销和其他琐事，这些因素使许多人长期遭受失眠之苦。为了保持清醒或放松，人们会求助于糖、酒精、咖啡因、药物或兴奋剂等刺激性物质。研究表明，超过十分之一的人为了促进睡眠而选择服用安眠药或饮酒，除了这些方法，你还可以尝试通过呼吸练习来帮助入睡。

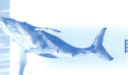

睡眠仪式

　　为了向身体和大脑发出准备进入睡眠状态的信号，从而促进身体的修复与调整，建议在睡前进行一系列仪式。

1. 点燃蜡烛，使用薰衣草精油，然后在浴缸中加入浴盐，享受一个热水澡。在泡澡期间，进行几分钟轻柔的腹式呼吸，这有助于激活人体的副交感神经系统。这样的环境可以为你提供一个远离家庭成员干扰的宁静空间。

2. 自制一杯温暖的"黄金牛奶"，配方包括一杯牛奶、姜黄粉、一小块姜、黑胡椒和一茶匙蜂蜜。姜具有消炎作用，能够帮助肝脏排毒，增强免疫系统功能，并减轻消化系统的负担，这些都是促进睡眠和提高睡眠质量的重要因素，让你醒来时感到精神焕发。

3. 睡前阅读图书或听轻音乐，避免观看视频。

4. 可以尝试使用镁补充剂。研究表明，镁的缺乏通常与睡眠质量不佳有关。镁补充剂可以加入浴缸中，或制成喷雾剂和膳食补充剂。

5. 在卧室中使用薰衣草、洋甘菊、鼠尾草和乳香等气味的香精油，这些精油的香气有助于放松身心，带来平和的心境。

6. 确保关闭手机或将其调至飞行模式，并避免在床上使用手机，以营造一个安静的休息和放松空间。

睡眠呼吸暂停与打鼾

睡眠时通过嘴巴呼吸不仅可能导致因口干而醒来，还可能对口腔健康和压力水平产生不良影响。长期用嘴呼吸及睡眠呼吸暂停与高血压、心血管疾病、代谢问题，甚至痴呆症有关。如果你目前患有与呼吸相关的睡眠障碍，很可能是由夜间睡眠时用嘴巴呼吸造成的。

多个案例证实，口部胶带对于改善口腔呼吸具有良好效果，许多人反映使用后醒来时感到精神更加饱满。在尝试使用之前，请务必咨询医生，避免将整张嘴用胶带封闭。建议你首次尝试使用胶带时选择在白天，之后再尝试在晚间使用。使用一小条医用薄胶带即可，避免使用厚胶带。《氧气的优势》一书的作者帕特里克·麦基温（Patrick McKeown）推荐使用弹性胶带。只需将一条薄薄的、弹性好的胶带贴在上下嘴唇之间，闭上嘴巴，即可促使你通过鼻子呼吸。这种弹性胶带可以持续提醒你保持嘴唇闭合。

如果你醒来发现前一晚贴在嘴巴上的胶带不见了，这可能意味着你在睡眠中仍然通过嘴巴呼吸。这种情况可能由鼻塞、鼻窦感染或严重的睡眠呼吸暂停症引起。因此，在再次尝试使用胶带之前，请先咨询医生，解决这些潜在问题。

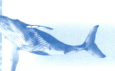

4-7-8 式呼吸技巧

如果你在凌晨两点左右醒来，感到心绪不宁，可以尝试以下呼吸练习，以帮助神经系统进入放松状态。在这个时段，集中精力"数羊"可能是个挑战，脑中可能会充满各种杂乱的念头，这些念头可能会导致你难以再次入睡。

1. 躺下并采取一个舒适的睡姿，轻轻闭上双眼。将舌尖轻触上颚。

2. 轻轻张开嘴巴进行呼气，直至将肺部气体完全排出。

3. 闭上嘴巴，用鼻子缓缓吸气，心中默数四下。然后屏住呼吸，默数七下。

4. 通过嘴巴缓慢而轻柔地呼气，同时心中默数八下。

5. 重复此练习四组，随着你对此方法的熟练掌握，可以尝试增加至八组。

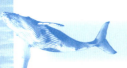

微型瑜伽休息术

瑜伽休息术，一种源自印度的深度修复性练习，其起源可追溯至公元前700年的哲学著作。当你的思绪混乱时，以下练习将帮助你放松，你可能会在练习结束前就已入睡。

1. 平躺在床上，四肢自然伸展。找到舒适的睡姿，双手掌心向上，腿部轻微分开，与胯部同宽。确保身体温暖，选择一个不受干扰的环境，因为你可能会在练习中入睡。

2. 确认你的身体姿势。感受身体在床上的压痕，感觉身体变得沉重，完全由床垫支撑。告诉自己无须前往任何地方或进行任何活动。观察自己的呼吸，无须改变，只需感受吸气和呼气的过程。注意随着呼吸节奏，身体各部位的运动，特别是腹部的升降，胸部的轻微扩张，以及呼气时身体的放松和柔软。

3. 逐个感受右手的拇指、食指、中指、无名指、小指，然后是手心、手背、手腕、肘部、上臂、肩膀、腋窝、体侧、右臀、大腿、膝盖、小腿、脚踝、脚跟、脚底、脚尖，以及右脚的每个脚趾。

4. 以相同的方式感受左手，从拇指到小指，再到手心、手背、手腕、肘部、上臂、肩膀、腋窝、体侧、左臀、大腿、膝盖、小腿、脚踝、脚跟、脚底、脚尖，以及左脚的每个脚趾。

5. 继续感受后脑勺、后颈部、右肩胛骨、左肩胛骨、脊柱、右臀部以下、左臀部以下的位置。

6. 然后是额头，感受额头皮肤的放松，右眼眉、左眼眉以及两眉之间的皮肤的放松。感受右眼、左眼在眼窝中的放松状态，以及右脸颊、左脸颊的放松。感受鼻子、右鼻孔、左鼻孔的放松，上唇、下唇，甚至嘴唇中间的放松。感受舌头、舌根，喉咙、胸腔的放松。感受右侧胸腔，然后是左侧胸腔，以及腹部上下部位的放松。想象自己所有的器官都在放松。

7. 感受全身处于深度放松的状态。再次关注呼吸，感受腹部的起伏。在吸气和呼气时倒数：从 21 开始，然后依次递减，直到数到 0。如果数错，重新开始从 21 数起。在结束计数后，进行一次长时间的停顿，只专注于呼吸的起伏。感受每次呼气时身体的重量增加，变得更加平静，睡意加深。注意呼吸的轻柔，体验它的温和。

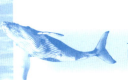

高抬腿腹式呼吸

当身体处于放松状态时，神经系统也更容易放松，并向大脑传递出准备进入舒适睡眠的信号。辅以轻柔的呼吸运动，可以进一步增强效果。

高抬腿腹式呼吸练习还有助于缓解经期疼痛、脚踝肿胀和静脉曲张。它能够拉伸后脖颈、前部躯干和腿后侧，同时轻微促进上半身与头部的血液循环，对于长时间站立或久坐后的身体状态调整非常有益。建议在晚上临睡前进行此项练习。

1. 平躺在床上，缓慢抬起双腿，将腿靠在墙上，坐骨与墙壁接触，但不必紧贴。头部下放置一只枕头，放松两肩。此动作可能需要一段时间的练习才能完成，尝试找到适合自己的姿势，放松下颌、脸部和肩膀。

2. 吸气时，横膈膜下降，为气体进入创造空间。呼气时，横膈膜恢复至圆顶形状，将气体排出。双手放置于小腹上，感受呼吸过程中腹部的扩张。通过鼻子缓慢吸气，让气体自然流入，撑起腹部，身体两侧和胸腔下部也会随之鼓起，横膈膜、背部和腰部被气体填满。深吸气，使腹部充分扩张。

3. 呼气时，可以通过鼻子或嘴巴轻微地叹气，感受腹部的收缩。避免用力呼气，让其自然流出。

4. 尽量保持双腿垂直贴在墙上的姿势。如果感到双腿贴墙有难度，可以使用瑜伽带或类似物品固定在膝盖以下的位置，轻轻地用带子帮助双腿保持直立，然后进一步放松。保持这一姿势 5 至 20 分钟，最后几分钟逐渐将呼吸调整回正常状态。结束练习时，双膝向胸部方向半弯，然后向身体一侧滚动。用手臂支撑身体坐起，注意动作要缓慢。

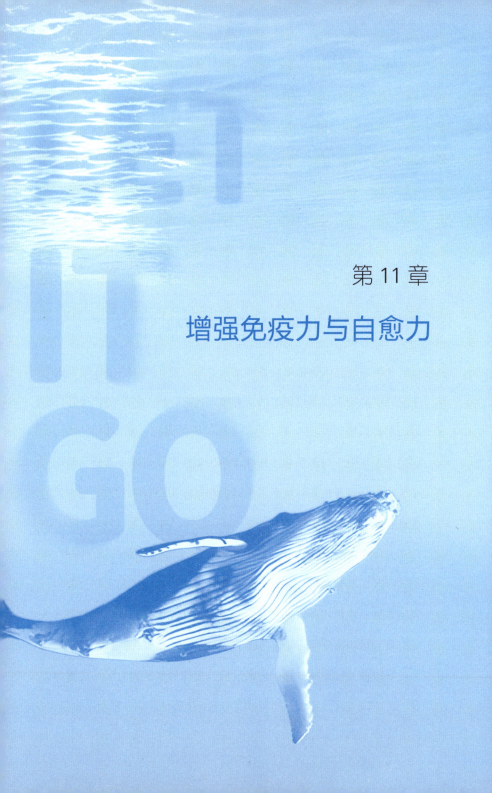

第 11 章

增强免疫力与自愈力

如何通过控制呼吸强化免疫系统功能？

免疫系统是人体抵御病毒和细菌的第一道防线。它的作用类似于家庭中的管家，不仅负责清洁和整理内部环境，还要监控外部环境。免疫系统不断地处理信息，并满足人体对修复和维护的需求，其功能不仅限于与细菌和疾病作斗争。免疫系统与呼吸系统、消化系统、内分泌系统和神经系统之间的相互作用，对一个人的身心健康有着决定性的影响。

人体吸入的空气转化为多种化学物质，以满足细胞的能量需求。细胞呼吸需要葡萄糖和氧气。葡萄糖分解成二氧化碳和水，为细胞内的各种反应提供所需的能量。氧气促进新陈代谢，食物中的碳水化合物和脂肪被分解后转化为能量。

呼吸模式能影响身体的应激反应、皮质醇水平和血压。皮质醇是一种应激激素，其水平过高可能与自身免疫性疾病、肾上腺疲劳、睡眠不足和激素失衡有关，并可能导致身体发炎。

有意识地控制呼吸的技巧可以帮助应对压力，降低皮质醇水平，从而改善健康状况。本章的练习是免费的秘诀，可以增强免疫系统的功能。

> **让呼吸引导你度过艰难时刻，维持机体平衡，造就健康体魄。**

屏住呼吸，巩固免疫系统功能

挪威科技大学的一项研究揭示，屏住呼吸不仅能改变白细胞的遗传活性，还能显著提高人体内对抗疾病的白细胞数量。为达成研究目的，研究人员选取了参与国际竞赛的世界顶级潜水运动员作为样本，并在他们潜水比赛前后分别采集了血样。

研究结果显示：仅因屏气行为，超过 5 000 种基因（约占人体细胞总基因数的四分之一）的活性发生了变化。尤其引人注目的是，一种名为中性粒细胞的白细胞数量显著增加，这种血细胞的功能是在人体遭受细菌或病毒感染时迅速做出反应。

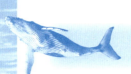

带有屏息的深度腹式呼吸

建议在早晨醒来且空腹时进行以下带有屏息的深度腹式呼吸练习。随着练习的进行，你可能会发现自己能够更长时间地屏住呼吸，且越来越容易做到。起初，你可能会感到有些头晕，但这项练习是绝对安全的。如果在练习中感到头晕，可以尝试躺下来。

1. 选择一个舒适的坐姿，闭上眼睛，调整呼吸。通过鼻子深吸气，然后用嘴巴呼气，注意不要用力。

2. 吸气时先让气体填满腹腔，然后是胸腔，之后进行呼气。

3. 用鼻子吸气，屏住呼吸，然后轻轻地将头部向前后左右摆动，持续几秒。这有助于防止鼻塞，确保能够顺利地通过鼻子呼吸。重复此动作两次。

4. 再次进行一次完整的吸气和呼气。

5. 紧接着，进行 10 至 15 次快速的吸气和呼气，用鼻子吸气，用嘴巴呼气。在最后一次呼气结束时，闭上嘴巴并屏住呼吸，尽可能在舒适的范围内憋气一段时间。当身体发出吸气的信号时，再进行吸气和呼气。

6. 重复整个练习循环 3 至 4 次。

注意：此项练习不适合孕妇。

科学研究实证，呼吸能够调节身心平衡

科学研究表明，人的思维和情绪能够引发相应的生理反应。细胞具有存储思维信息的能力，而通过行为模式、饮食、生活习惯、运动以及有意识地呼吸技巧，可以改善个体的免疫系统功能。

因发现阿片受体与大脑内啡肽的细胞结合位点而知名的神经学家和药理学家坎迪斯·伯特（Candace Pert）博士对深呼吸如何影响生理机能提供了解释。伯特博士指出，深呼吸不仅能够清除陈旧的情绪，还能平衡身体的各个系统。她强调："人的潜意识实际上存在于身体结构之中。脑神经之间的沟通依赖于神经肽这类小分子。大脑释放神经肽是为了与全身各处的受体进行沟通，以此来调节生理系统。这些分子携带着情绪信息，被传输到不同的受体点。"

伯特博士解释说，当人们改变呼吸的模式时，大脑基底部会释放出多种"携带情绪的肽"。这些神经肽包括天然的内啡肽和具有麻醉效果的物质，它们不仅能提升快感，还能缓解疼痛。这解释了为什么数千年来，圣贤和瑜伽大师能够通过呼吸来调节血压、心率等生理机能。调整或改变呼吸的频率和深度是一种有效的方法，因为呼吸系统集中了大量的受体点，包括人体所需的所有肽类受体。

在压力状态下，身体会释放更多的炎症性化学物质，触发人体保护系统中的一系列化学连锁反应。为了防御外界物质的侵袭，人体和大脑会做出相应的反应。

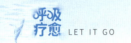

　　当人体处于战逃模式时，会优先保障肌肉、心血管和呼吸系统的功能，而其他系统，如免疫系统，其重要性则相对降低。因此，从长远健康的角度来看，控制压力在一定范围内是非常重要的。在空气进入肺部之前，鼻腔作为第一道防线，扮演着至关重要的角色。当人体经历压力、不适或焦虑时，呼吸往往会受到影响，可能会导致叹气或下巴打战等现象。鼻腔的功能不仅限于将冷空气加热，还能产生一氧化氮，这是一种能够中和有害病毒和细菌的化合物。此外，鼻腔还能在调节血压方面发挥作用。

　　在呼吸过程中，横膈膜的扩张和收缩不仅能够刺激淋巴系统，还能对内脏器官产生轻柔的按摩效果。值得注意的是，人体大约60%的淋巴结位于横膈膜下方。淋巴系统与免疫系统协同工作，共同负责过滤和清除体内的毒素。

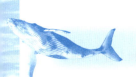

"8"字形呼吸

当个体感受到焦虑时，可能会出现屏住呼吸、肌肉紧张或浅呼吸等现象。在遭受打击或痛苦时，呼吸可能会变得困难和吃力，这进一步妨碍了集中精力思考的能力。为了缓解焦虑情绪并提升免疫系统的功能，下面介绍一种简单有效的平衡呼吸技巧。

1. 通过鼻子吸气，同时心中默数四下。

2. 通过鼻子呼气，同样心中默数四下。如果发现同步数四下有困难，可以减少至三下。

3. 在吸气过程中，让小腹随着气体的流入而自然扩张；在呼气时，小腹相应收缩。

4. 确保通过鼻子吸气和呼气时动作轻柔而缓慢。

5. 肩膀保持放松状态，集中注意力于呼吸，同时关注腹部的起伏动作。

6. 在吸气和呼气的同时，想象盆腔中的气体呈现出数字"8"的流动模式，从腹腔向上流动至胸腔，然后再回流至起始位置。在保持呼吸轻缓的同时，持续在脑海中构建这一图像。

7. 持续这一练习 1 至 2 分钟，可以在一天中的不同时间进行多次练习。

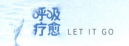

倾听肠胃的声音

肠胃是人体的"第二大脑",这一说法源于肠胃与中枢神经系统在胎儿发育时期从同一细胞组织中分化而来。尽管这一领域的研究起步较晚且相对复杂,但已有明确证据表明,人的大脑与肠胃之间存在着紧密的联系。基于这种联系,情绪波动能够引起肠胃的多种反应。研究还表明,与药物治疗相比,调整人的整体机能可能更为有效。

哈佛大学的一项初步研究发现,打坐对于过敏性大肠综合征和肠胃炎患者具有显著影响。在一项为期九周的课程中,48名患有上述疾病的人参与了包括打坐训练在内的活动。研究结果显示,打坐训练能够减轻疼痛、改善病症、减缓压力,甚至改变诱发炎症的基因表达。

当前研究还提出,抑郁情绪可能是一种由肠胃疾病引发的炎性病症。多种动物研究表明,通过调控肠道中的微生物群,可以引发焦虑或抑郁。

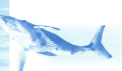

辅助消化的普拉提球运动

　　腹部肌肉紧张、酒精、刺激性食物或压力都可能削弱消化系统的功能，甚至可能导致过敏性大肠综合征。以下介绍的腹部按摩技巧旨在促进腹部运动，辅助内脏器官活动，确保胃肠功能的正常运作。

　　你可以使用一个普拉提球或将一条中等大小的毛巾卷成球状，首先纵向卷起毛巾，然后反向卷紧成球。

1. 平躺于普拉提球或卷成球状的毛巾上，头部接触地面，双手放置于头部两侧，掌心向下。

2. 采用腹式呼吸，利用球或毛巾按摩腹部。起初可能会感到有些难度，可以根据个人节奏适当调整，持续时间约为 2 至 3 分钟。

　　注意：此项练习不适合孕妇。

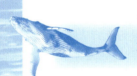

猫式 / 牛式

　　在瑜伽练习中，以下动作常被用来缓解腰部、胃部、胸部以及双肩的压力。此外，该动作通过腹部的伸展与收缩，有助于缓解腹胀现象。

1. 起始姿势为桌面形状，即双手和双膝着地，双膝分开至与胯部同宽的距离，两臂也分开至与肩膀同宽。

2. 吸气时，缓慢抬头，同时让尾骨朝向天花板方向上扬，背部下沉，头部自然后仰。

3. 呼气时，头部向下并内收，尾骨向下压，使背部形成拱形。

4. 重复此动作 10 至 20 次，或者根据个人需要随时进行此项练习。

激活身体的修复机制，缓解无用的疼痛

在进行恢复性呼吸练习时，肌肉的放松使我们能够将自己托付于大地，感受身体中承受压力的部位，并通过随后的呼吸练习释放这些压力。这不仅能够放松身体，提升舒适感，同时也是一个提醒，告诫我们不应无休止地工作。

在经历疾病、疲乏或手术后，身体需要时间来恢复体力。在这段时间里，可能会积累大量的工作，以及生活中的琐事，还有众多等待回复的电话和邮件。当人们承受心理压力或身体痛苦时，呼吸往往会变得浅薄，且通常起始于胸腔上部。这种呼吸方式可能让人感到气短，感觉氧气不足，这可能导致恢复期的延长，并随之引发焦虑和沮丧的情绪。

恢复性呼吸不仅能应对身体的压力反应，还对人体具有修复作用，有助于稳定原本波动的情绪，使其变得平和。我们应该转变观念，从对"安全"的担忧和对痛苦的回避，转变为培养和强化身体各大系统的功能，因为这些系统的功能能够长期维持机体的健康，其中包括消化系统、排毒系统、生殖系统、生长系统以及修复与免疫系统。

稍作休息，休养生息过后才能繁花盛开。

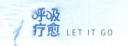
阿比在遭受极大的痛苦时来访。她在电视行业工作多年，总是将自己与他人比较，觉得自己外表不够出众。为了追求完美，她接受了隆胸手术，却未料到这会导致她身心健康的严重损害，最终患上了一种被证实的不可治愈的自身免疫性疾病——乳房植入物关联疾病，这一病症已得到英国药品和健康产品管理局及食品及药物管理局的确认。

自那以后，阿比开始了长达近 4 年的治疗过程，包括排毒、饮食调整和良性呼吸练习，这些努力最终使她摆脱了药物治疗，过上了充实的生活。以下是她讲述的关于自己的故事。

2015 年，我被诊断出患有自身免疫性疾病，有时甚至卧床不起，生活充满了痛苦，仿佛整个世界都崩塌了。在那段黑暗的日子里，我感到绝望，看不到未来的光芒。我花费了大量时间在网络上寻找治疗方法，不愿接受这将成为我余生的常态。我坚信自己的直觉，不愿放弃寻找导致免疫系统自我攻击、带来无尽痛苦的根源。

毫无疑问，跟随当时的直觉是我一生中最明智的决定。真相远比我所知的更为复杂。

我在 20 多岁时进行了硅胶乳房植入手术。那些年里，我经常感到疲倦、脱发、头痛和头晕，当时误以为是因为刚生育后太过忙碌。后来才意识到，植入物让我生病了 11 年，而我崩溃的免疫系统是唯一的救赎希望。

当我决心改变这一现状时，我的主治医生和咨询师却对我的想法表示怀疑，他们不相信乳房植入物与自身免疫性疾病之间存在联系。这让我承受了巨大的压力和焦虑，内心充满了疑惑和极度的恐慌。

尽管如此，我坚信自己为健康做出了正确的选择。那时，我几乎每天都在哭泣，抑郁情绪日益加重，甚至有过自杀的念头。原本的乳房植入物已经让我处于高压的恶性循环中，而这种情绪无疑加剧了我的健康状况。

后来，我决定将植入物从身体中移除。移除植入物后，我开始给身体进行排毒，做最后的挣扎，争取治愈。我从一位优秀的营养学家那里获得了宝贵的帮助，他建议我深入了解自己的肠胃健康状况，识别那些可能导致身体失衡的不良细菌，以及了解这些细菌如何引发自身免疫性疾病。

此外，我还跟随丽贝卡进行了呼吸练习。呼吸练习是我治愈旅程中的最后一部分。它教会了我如何平静心灵，清晰理智，安抚我的交感神经系统，允许身体进行自我调整。

对我来说，呼吸的益处不止于此。由于缺乏锻炼，我的体能和淋巴系统清除细菌、毒素或病毒的能力非常弱。身体的肌肉从未通过真正的运动来促进淋巴系统的运作，而且由于长期的疾病，我的呼吸非常浅。深度膈膜呼吸练习让我体

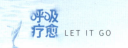

会到了轻缓而有效的感觉，促进了我那怠工已久的淋巴系统恢复正常运作。

自从我开始康复训练以来，已经有 6 年的时间了，这段旅程就像坐过山车一样跌宕起伏。由于硅胶植入物引发的免疫系统崩溃是前所未有的情况，没有任何治愈信息，我不得不在黑暗中摸索，时而充当自己的医生，依靠自己的直觉。然而，我的恢复状况非常好。我不再需要接受化疗，而且每一年都感觉更好。尽管偶尔仍会感到不适，但这些已不足以引起严重问题，也不会频繁发作。现在，当身体出现不适的迹象时，我就知道如何应对，因为我掌握了一些神奇的技巧，可以安神定心，激活身体的修复机制，排除那些无用的痛苦。

人体在经历疼痛时会释放压力激素，导致身体出现炎症反应，从而使疼痛感加剧。呼吸练习不仅有助于转移个体对疼痛的注意力，还能刺激神经系统减缓炎症和疼痛症状。

在进行呼吸练习时，个体会进入一种安定的状态，减少压力激素的分泌。这一原理解释了为何数百年来，女性在分娩时会本能地（或根据助产士的指导）使用呼吸技巧来调节疼痛。

集中注意力于呼吸时，体内会释放内啡肽，这是一种天然的镇痛剂。在某些情况下，内啡肽的镇痛效果可能优于其他物质。转移

注意力，可以减少个体对不适感的关注。当个体感到更加冷静时，
痛感中枢周围的组织和肌肉张力会降低，从而有助于缓解疼痛源头。
基于意念减压的相关研究，如结合打坐与瑜伽的练习，已证明对缓
解慢性腰痛和释放全身压力有效。

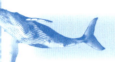

全身扫描

　　全身扫描是一种从头到脚依次关注身体每个部位的练习。当发现某个部位有压力或不适时，将注意力转移到痛感较轻的部位。该方法的目的不是直接缓解疼痛，而是处理痛感，减轻压力和炎症。情绪压力引起的疼痛可能会引发一系列不适，如头痛、肩背痛和各种消化问题。全身扫描可以帮助释放那些可能未被注意到的压力，从而有助于减缓相关症状。

1. 平躺在床上或地板上，确保室内环境温暖舒适。可以在膝盖下方垫放一个枕头以提高舒适度。

2. 通过鼻子吸气，嘴巴呼气。

3. 呼气时闭上眼睛，体会全身的感觉。

4. 从头顶开始，依次对脸部、眼睛、耳朵、鼻子、嘴巴进行扫描，然后是喉咙、脖子、肩膀。

5. 缓慢而细致地继续向下扫描，注意身体的感受，区分舒适与不适的区域。

6. 练习过程中可能会走神，这是正常的。重要的是增强自我意识，并在走神时及时将注意力引导回身体和呼吸上。

7. 记住，练习的目的是体会身体的感受，关注身体的每个部位，而非尝试改变任何状况。

8. 整个过程可能持续 5 至 45 分钟。在此期间，要持续关注自己的呼吸，保持呼吸的平稳，避免用力或强迫呼吸。

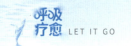

哮喘与呼吸障碍

现在，由于空气污染的加剧，哮喘已成为最常见的疾病之一。在日常工作中，我经常遇到患有慢性哮喘和呼吸障碍的客户。通常情况下，这些人的横膈膜承受着巨大的压力，导致肋间肌（位于肋骨之间的肌肉）变得紧张，胸部也感到紧绷。

哮喘的诱因可能包括环境因素、过敏原或未得到妥善处理的情绪经历，也可能是这些因素的相互作用。当人们感到呼吸困难时，很容易引发焦虑和恐慌，进而导致急促喘气和迫切吸气的现象。我倾向于通过呼吸练习来解决问题，找出是哪部分肌肉的紧张限制了呼吸运动，并探索如何释放阻碍呼吸的压力。

虽然我不能向你保证呼吸练习的效果，但我的许多客户在进行呼吸练习后已经不再依赖吸入器。以下介绍的基础练习将为后面的开放式呼吸练习打下良好基础。对于哮喘症状的缓解，有意识的连贯性呼吸练习也是一种极为有效的方法。建议在专业呼吸教练的指导下进行初次练习。

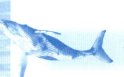

针对哮喘患者的放松运动

　　如果你患有哮喘，建议在进行以下练习时，保持身体与水平面呈 45° 角。这有助于横膈膜的舒展，增加肺部的空间容量，同时也有利于胸部和肩部的放松。

1. 坐在地板上，臀部下方垫一个垫子，背部靠墙。或者，你也可以选择躺在地板上，但需确保身体被垫子或枕头支撑，与地板呈 45° 角。

2. 用鼻子缓慢而深入地吸气。

3. 将两根手指轻轻按压在胸骨正下方，这里是腹腔神经丛。由于压力的积累，刚开始你可能会感到疼痛或紧绷，但随着呼吸的持续，这些不适感将逐渐减轻。

4. 呼气时应自然、快速且顺畅，就像在发出一声满足的叹息。

5. 继续保持身体放松。注意在呼吸过程中，胸腔上部逐渐感到舒缓。双肩自然下垂，呼气时关注小腹的自然扩张和收缩。在吸气和呼气时保持完全放松。

6. 重复此动作 5 分钟，保持呼吸的舒缓和平和，结合指压法。如果未立即看到效果，请不要气馁。你正在努力改变已经习惯多年的、不健康的呼吸模式。

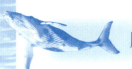

肺排空

以下练习对于哮喘患者、正在克服胸部感染症状的人士以及有支气管炎症状的人来说，是非常有益的。这项技巧有助于清除因感染而积聚在肺部的液体，并且可以作为日常练习，以促进肺部气体的循环。进行此练习可能会导致黏液分泌或引发深层咳嗽，因此请准备好纸巾以备不时之需。

1. 通过鼻子进行腹式呼吸，深吸气 3 至 4 次。

2. 当你感觉肺部气体即将呼尽，即肺部气体似乎已排空时，进行 3 至 4 次咳嗽。

3. 重复上述步骤 2 次。

注意：如果你以前患有肺部疾病，咳嗽时应尽量保持力度轻柔。如果你的病情较为严重，请务必在医生的监督下进行此项练习。如果你的肺部存在炎症，我不建议你进行此项练习，因为这可能会引起剧烈疼痛，并可能进一步导致肺部不适。

呼吸系统疾病的恢复

感染病毒或患呼吸系统疾病可能会导致肺部和呼吸系统受损，因为这些疾病可能会削弱肺部的功能。众所周知，许多人因肺部或呼吸系统问题而遭受呼吸困难的困扰。日常呼吸练习有助于改善横膈膜的功能，促进肺底部气体的充盈，从而普遍提升肺部及全身的氧气供应。

恐惧和焦虑往往源于患者感觉无法吸入足够的空气。以下练习既简单又有效，有助于缓解这一问题。

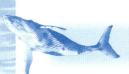

噘嘴呼吸

当你因病毒性感冒感到呼吸困难或胸闷时，这种呼吸技巧可以帮助你在不费力的情况下吸入足够的空气。在感冒或胸部感染期间，人们通常会在肩膀处感到紧张。在开始练习前，请确保肩膀放松，下颌放松，闭上眼睛，全身放松。

1. 用鼻子吸气，模仿闻气味的动作，持续大约 2 秒。

2. 噘起嘴唇，仿佛准备吹蜡烛。通过噘起的嘴巴缓慢呼气，呼气时间应为吸气时间的两三倍。

3. 重复此过程数次。

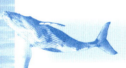

肺部强化呼吸

伸展运动可以拉伸肌肉，提高肌肉的韧性，锻炼肺部，进而提升整体肺活量与弹性。建议将以下练习纳入日常锻炼中。在进行呼吸练习或冥想等活动前进行此练习，效果尤其显著。

1. 确保你处于稳定的坐姿或躺姿，因为屏息可能导致眩晕。

2. 闭嘴，用鼻子深吸气，直至肺部完全充满气体。

3. 暂停 3 秒，再次通过鼻子轻轻吸气。

4. 再暂停 3 秒，用鼻子进行第三次轻微吸气。

5. 暂停 3 秒后，通过嘴巴将气体呼出。

6. 重复上述步骤两次。

注意：由于此练习包括屏息环节，可能会导致头晕。如果你患有癫痫、高血压或低血压，或者有晕厥或中风的病史，请在尝试此练习前咨询医疗专业人员。

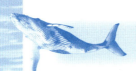

肺引流

　　这项练习由护士推荐，常用于照顾患有呼吸系统疾病的人，有助于有效排除肺部中的积液。

1. 鼓起脸颊，进行长时间的呼气，同时发出"F"的声音。这会在呼气过程中产生阻力，增加肺部压力，有助于肺泡充气。肺泡是肺部最小的气道，能够激活组织并释放黏液。

2. 为了增强效果，可以趴在床上，胸部朝下，使用普拉提球或枕头支撑，这样有助于黏液从肺部流出。如果有人协助，可以让他们在你背部的肺部区域轻轻拍打。

癌症治疗的启示

莉亚今年被诊断为晚期癌症，并正在接受治疗。以下是她讲述的通过呼吸练习在身心上度过艰难时光的经历。

生活中充满了激动人心的时刻，如女儿的诞生、新西兰瓦卡蒂普湖周围巍峨的山峰、与家人在悉尼的团聚。然而，生活中也不乏令人窒息的瞬间，比如当我得知"你体内的癌症复发"时，我一度语塞，泪流满面。

2020 年夏天，由于时常忧虑自己可能罹患流行病，以及不断进行的扫描、活检和会诊，我不知不觉地养成了屏息的习惯。我的身体仿佛变成了一个情绪的储藏器，无法释放的忧虑和恐惧在其中积聚，而我的呼气动作也有严重的不足。

到了秋天，我感到自己仿佛陷入了深渊，最害怕的事情终于发生了——我陷入了人生的最低谷。此后，我仿佛被困在迷雾中，被纷至沓来的信息压得喘不过气来，这与许多癌症患者的经历如出一辙。然而，我忽略了自己体内潜藏的一股强大力量。

在那段艰难的时期，我经历了许多人生的黑暗时刻，每当这些时刻降临，我对身心的感知就变得更加深刻。我再也无法控制内心的忧虑和恐惧，也无法摆脱情绪对身体的支配。

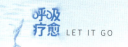

于是，我开始在这些经历之间寻找喘息之机。得益于丽贝卡的帮助，以及我每天的冥想练习，我回想起了近年来进行的其他有益练习。我深知，面对可能危及生命的诊断，每个人都会感到恐惧和压力。在这种时刻，我们应该学会与内心的情绪和平共处。关注自己的呼吸，可以建立与身体的联系，从而冷静下来，保持清醒。

从我意识到这一点的那一刻起，呼吸就成了我一天中最重要的事情。我通过冥想、瑜伽、有意识地呼吸练习等创造了空间，这使我与癌症，以及与癌症相关的情感和心理状态和解。我还曾患有恐慌症和慢性焦虑症，在这期间，丽贝卡一直支持我，教我如何通过呼吸与身体建立联系，实现治愈。这成了我治疗计划中极为重要的一环，除了化疗，还有呼吸练习。呼吸成了我富有同情心的伙伴，成为身心之间的桥梁。

5个月后，随着化疗接近尾声，我的体能急剧下降，感到极度疲惫。我从未经历过如此强烈的恶心感，有时甚至感到绝望和窒息。在进行最后一轮化疗之前，我有幸参加了丽贝卡的一次线上培训，主要内容围绕瑜伽和呼吸练习。丽贝卡使用的技巧我已有所耳闻，觉得有必要与她沟通，以便支撑我度过最后一个疗程。

培训开始的前几周，我每天早上醒来时嘴巴干得像砂纸，由于鼻子严重酸痛和堵塞，我不得不依赖嘴巴呼吸。在线培训是一种积极的突破，它使我能够在家中学习，而不必每周都去医院接受治疗。

尽管我平时有练习，但压力仍然存在，在主讲人的引导和悉心照料下，这些压力得到了一定程度的释放。

在培训期间，我集中精力进行呼吸练习，那种熟悉的感觉让我的大脑、身体和情感重新焕发活力。这是一种缓解和释放压力的特效方法。第二天早晨醒来时，我发现鼻子通了，嘴巴也不干了，疲惫感也减轻了。由此可见，呼吸是我们身边多么忠诚可靠的伙伴。

癌症治疗期间的课程拓宽了我的视野，让我认识到我们每个人都应该通过当下的呼吸和对当下的专注，与我们神奇的身心反应建立更紧密、更微妙的联系。

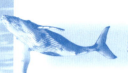

结合自我暗示的呼吸练习

　　在进行呼吸练习时，结合自我暗示可以显著提升维持身心健康的效果。自我暗示内容的改变能够促使神经通路重新组织，进而激活神经系统，促进免疫系统更有效地运作。随着练习的熟练度提高，能够触发的神经通路也会随之增加。

1. 选择一个舒适的坐姿或躺姿。调整你的呼吸，通过鼻子进行吸气和呼气。在进行呼吸运动的同时，想象气体的流动。

2. 在吸气和呼气的过程中，使用以下某一句进行自我暗示，你也可以自行创造暗示语。每句重复两三次：

   "我的免疫系统是强大的。"

   "我正集中注意力治愈自己的身体。"

   "我的身心处于绝对和谐的状态。"

   "我向自身免疫系统传递的是正能量。"

   "我感觉自己的身体越来越健康，越来越强大。"

   "我的身体本能地能够抵御疼痛。"

   "我能够迅速克服所有健康问题。"

   "我正在有意识地呼吸，这将使我的免疫系统变得更加强大。"

   "我正在集中精力治愈我的身体。"

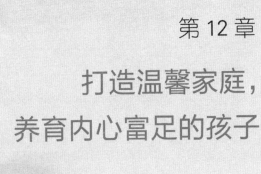

第 12 章

打造温馨家庭，
养育内心富足的孩子

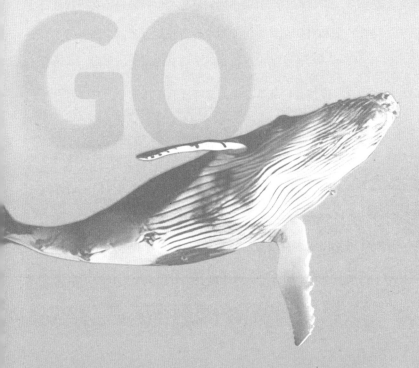

呼吸
疗愈

呼吸也需要学习

对于儿童和青少年而言，学会在各种经历中成长至关重要，无论是积极的还是消极的。这有助于他们避免与世界隔绝。在当代社会中，恃强凌弱和自残在青少年群体中变得越来越普遍。同时，焦虑、压力、沮丧乃至自杀的现象也在增加。教育孩子们学会包容自己和他人，这将促使他们尊重文化的多样性和个体差异，理解自己身体结构的独特性。

教导孩子们进行呼吸练习，实际上是在赋予他们一种可以终身受益的工具。这种练习可以帮助他们管理压力、增强自信、培养韧性，并创造内心的平和。

呼吸练习可以在多种场合进行，如用餐时、睡前或上学路上，这有助于孩子们体验不同类型的呼吸练习，并感受它们在特定情境下带来的不同效果。通过简单的留白和有意识地呼吸，可以培养健康的习惯，增强个人的自主性，而不是盲目听从他人指挥。

正如学习刷牙、整理房间、洗澡、与人沟通以及使用"请"和"谢谢"等礼貌用语一样，下面的练习提醒我们，呼吸练习对情绪和心理健康有着积极的影响。它有助于人们管理情绪，调整身心状态。家庭成员可以共同实践这种呼吸方法，共同管理和调整全天的情绪体验。

与家人共同进行呼吸练习的最佳时机：

- 早晨起床时，为一整天设定积极的基调。

- 晚间睡前，帮助身心放松。

- 重要考试或测试之前，以减轻紧张情绪。

- 当感到焦虑、冲突或自信心不足时，帮助整理复杂的情绪。

在家长传授给孩子的重要课程中，如何将呼吸作为一种工具是其中之一。从无意识状态到有意识状态的转变涉及一系列复杂过程，包括害羞、融入环境、归属感等，这些都可以通过有意识地呼吸引导来实现。通常，孩子们会认为表达情感或理解那些混乱的激素和情绪是困难的，不必担心，每个经历过这些的人都会有类似的感受。

大多数成年人内心仍保留着童年时期的情感，只是这些情感被隐藏了起来。因此，本章内容对所有人都能够有所帮助。

呼吸练习可以帮助我们度过复杂时刻。当你掌握了有意识呼吸

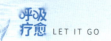

的力量，并鼓励儿童和青少年去探索自己的感受时，你实际上是在为他们铺设一条培养内心智慧和力量的道路。

儿童在焦虑或不快乐时，可能会出现头痛、急躁、恶心、神经性抽搐或胃痛等身体反应，但孩子或家长可能并未意识到这是情绪引发的生理反应。当想要与内心世界的混乱情绪沟通，希望内心平静下来，却又觉得难以表达时，除了静静体会和温柔抚慰这些情绪外，呼吸也是一个有效途径。

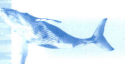 **手部追踪式呼吸**

　　这项练习适合全家人一起进行，或者在孩子需要冷静和休息时单独进行。它有助于放松，操作简单，特别适合情绪调节。练习地点不限，可以坐着或站着进行。

1. 伸出一只手，手指自然张开，平放在膝盖或任何平面上。

2. 用另一只手的食指从张开的手中追踪，从拇指开始，一直到小指。

3. 在用鼻子吸气时，从拇指的外侧开始追踪，用嘴巴呼气时，转向拇指的内侧。

4. 继续吸气时从食指的外侧开始，呼气时转向食指的内侧，如此类推，直到追踪到小指。

5. 体会这个小练习带来的感受。

6. 练习结束后，注意身体的感受，观察是否有任何变化。

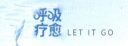

与原生家庭和解

比伊曾因胸痛和频繁的焦虑症发作而苦恼，直到她参加了呼吸课程。通过有意识地与自己的呼吸建立联系，她开始细致地体会和理解自己背后那些悲伤和其他情绪。自从与我合作以来，比伊不仅参与了小组培训，还协助了相关工作。她的故事为他人提供了启示，帮助他们与内心深处那个未经世事的孩子沟通，允许自己展现出脆弱的一面。以下是她讲述的关于自己的故事。

三岁时，我的父亲离开了家。整个小学阶段，我总觉得自己与别人"不一样"，因为其他家庭看起来都是完整的，拥有社会所倡导的那种"完美"家庭模式。

无论是比赛、感恩节还是圣诞节，其他孩子的父母都会出现在校园里。我的母亲也会去学校，为我加油的声音总是最响亮。然而，我并没有看到这些，我只看到自己所缺乏的：一个父亲，一个双亲都在的家庭，那个所谓的"完美家庭"。我感到自己是多余的，不合群。对于一个孩子来说，这是一种沉重的情绪负担。

进入中学后，我感到自己能够融入其中，因为几乎每个家庭都不完美。然而，那年圣诞节，我的一位好朋友的父亲去世了。他是一个善良、宽容、富有同情心的人，即使面对他人的不友好，他也总是考虑他人。这是我第一次面对死亡，它引起了我强烈的情感波动。我第一次为别人哭泣，我意识到自己再也见不到他了，我必须接受这个难以面对的现实。

这种痛苦是如此强烈，以至于引发了我的生理反应，导致我频繁感到胸痛。任何小事都可能引发我的病症，如被老师批评、忘记写作业或错过早班车，尽管我知道下一班车也能准时到校。随着焦虑症的加剧，我的母亲带我去了急诊室，并进行了心电图检查。在病症发作时，我无法呼吸，随后感到越来越恐慌。最终，医生得出结论，这种病症是由情绪引起的。

我的母亲和丽贝卡是好朋友，因此她为我预订了一节呼吸培训课。起初，这种有意识的、重复性的呼吸练习似乎很奇怪，但它确实引发了许多情绪和生理反应。当时，我对呼吸的关注能力较弱，但我确实从中受益。随着参与课程的次数增加，我越来越能接受这种治疗方法，接受这种自我改善的方式。在小组培训开始之前，丽贝卡给了我机会，让我在50人面前讲述自己的故事。这种治疗方法可以帮助人们理解自己的痛苦，更好地接受它，让人感到越来越强大，仿佛一切都在自己的掌控之中。

随着时间的推移，我意识到自己并不想忘记这种痛苦，因为忘记意味着失去自我的一部分，失去人生中的一段经历。

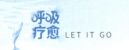

生活就像由数百万块拼图组成的，每个板块都是必不可少的。因此，我不能忘记，而是要尝试理解并接受它。这正是呼吸练习教给我的。

呼吸是我们每天必须进行的简单、重复、本能的动作，它是维持生命的必需品。当我们遇到所爱之人、感到紧张或高兴时，我们的呼吸都会随之变化。即使身体的其他部分处于休息状态，这种气体的流动也不会停止。当我们紧张或害怕时，呼吸可以帮助我们冷静下来。虽然它看起来是微不足道的小事，但在疗效上，它却能够治愈长期的顽疾。这正是呼吸的力量。

我曾经因胸痛而无法呼吸，但自从我开始进行呼吸练习后，胸痛就再也没有复发。即使事情的进展不尽如人意，我的身体也不会有剧烈的反应。呼吸练习帮助我重塑了生活中的拼图板块，使它们恰到好处，不再让我失望，而是一直支持我的成长，让我能够保持自我。

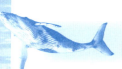

恢复性基础呼吸

　　当你感到遭受打击、精疲力竭或难以集中注意力时，以下练习可以帮助你恢复活力和精神状态。它具有深度调节和安抚神经系统的作用，能够带来内心的平和与稳定。这项练习对于难以集中精力的青少年，以及晚间难以入睡的儿童及成人尤为有效。

1. 准备一张瑜伽垫或软地毯，面朝下趴在上面。前额可以枕在枕头或手上，感受身体被地面稳固支撑。

2. 吸气时腹部向地面下压，呼气时放松。想象将身体内的能量传递给地面，同时从地面吸收能量，让自己重新充满活力。

3. 想象自己放松到仿佛晕倒在地上，没有更多的能量可以释放。通过身体表面感受与地面的接触，包括双手、前额、胸部、腹部、骨盆、大腿、膝盖和双脚。同时，感受地面的支撑，就像在一个摇篮中被稳稳地托住。

4. 通过鼻子缓慢地吸气和呼气，呼吸时使用腹部和腰部的力量。

5. 双手和双膝自然下垂，臀部向脚后跟方向施力。双膝可以分开或并拢，感受脚背接触地面的感觉。向前伸展手臂，双手掌心平放在地面上，前额轻触地面，上半身由大腿支撑。

6. 体会腹部呼吸的节奏传递到大腿上的感觉。吸气时慢慢数到 5，呼气时也慢慢数到 5，根据个人意愿尽可能保持这一姿势。

7. 准备变换姿势，脊柱保持挺直，形成一种坐姿，然后缓慢地向一侧滑动，手臂张开以提供支撑，接着向另一侧翻转。感受手下的触感，然后向相反方向倾斜。

8. 最后回到初始位置，进行几次深呼吸，体会整体的感觉。

让青少年健康成长

我邀请了我的朋友兼同事艾拉·奥利弗（Ella Oliver）分享她在呼吸练习方面的见解，以帮助青少年调节身心和情绪。艾拉定期举办名为"发光发热"的研讨会。以下是她的分享。

在过去 20 年中，青少年的健康状况经历了剧烈变化。现代生活节奏、即时通信、社交媒体、校园内的科技引入、面子文化、代际创伤和新型冠状病毒大流行等因素叠加，为下一代带来了前所未有的、无边界的高压期待。

青春期是自我发现和目标定位的探索期，同时也是维持身心健康、培养社交和情绪习惯的关键时期。通过健康而有效的方式保持良好的身心状态，有助于人们在面对生活中的起伏时，实现对自身思想、身体和情绪的安抚与调节。青少年面临的心理健康问题并非表面现象，要理解他们所面临的挑战，需要审视我们所创造的环境。

科技的进步为我们带来了前所未有的优势，我们能够以更少的时间和成本完成工作，例如即时拨打越洋电话。然而，我们往往在追求成就时忽略了过程本身。在自我定义时，我们过分强调智力和脑力的重要性，而忽视了人类的其他特质。我们必须意识到，在智力发展、情感世界、生理反应以及化

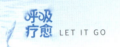

学和能量反应之间找到平衡的重要性。

社交媒体已成为青少年内在生活的一部分，应用程序的增多使得沟通、组织形成和信息流动更加便捷。然而，这种通过屏幕创造的理想生活方式也带来了特定的压力、攀比和自我评判。

父母和监护人可能对社交媒体如何塑造青少年的行为和影响知之甚少。这是科技进步造成代沟的一个例子，这种代沟比以往任何时候都更为显著。两代人在交流经历时的情感素养和认知差异是误解、压力、困惑和痛苦等问题的根源。

如果青少年遇到挫折，他们不需要改正任何事，也没有任何错误。在处理情绪和更好地理解自我的过程中，他们需要的是爱、支持和理解。他们需要找到稳妥和合适的方式来表达自己的感受。

综合性的呼吸练习和战略性情感赋权是帮助青少年理解情绪、认识默认行为模式的工具，可以帮助他们做出不同的决策。青少年的初衷不是制造麻烦，而是在急切地尝试认清自我和那些看似失控的情绪的本质。教会他们应对生活挑战和情绪的技巧，就等于为他们创造了融入生活、理解他人心灵的可能。

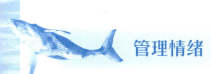

管理情绪

　　当你感到焦虑或情绪混乱，不知所措时，以下练习可以帮助你从混乱的思维中解脱出来，并将注意力转移到身体上。自我调节的首要步骤是在清醒的意识下收集身体内外的各种感官信息。通过与呼吸建立联系，并积极接纳身体的自然反应，你可以为自己和他人展现出一种平和的心态。

1. 坐在地板或床上，全神贯注地感受身体的感觉和呼吸。放松腹部，缓慢而深入地将气息吸入腹腔。

2. 轻柔地活动你的肩膀和脖颈，感受身体内的不同感受。

3. 按摩你的双脚（尤其是脚趾），伴随着缓慢的呼吸，继续按摩小腿肚和整个小腿。在此过程中，问问自己：现在的感觉如何？

4. 从脚部开始，逐步向上扫描至小腿肚、盆骨、躯干、喉咙，体会每个部位的不同感受。

5. 缓慢地按摩你的右臂，从肩膀经过肘部到手掌，轻柔地按摩这些区域的肌肉。完成后，转向左侧并重复按摩。

6. 注意观察自己的内心想法。你的想法是怎样的？是否熟悉？你能否以一颗好奇心来观察它们？

7. 善待自己和自己的感受。专注于自己的呼吸，体会自身的感受。在呼吸时保持缓慢和有意识的节奏，不要排斥情绪，学会与它们和平共处。

换一种方式与家人深入沟通

所谓的家人，是指那些在你的生命中留下深刻印记的人。他们了解你最好和最糟糕的一面，并依然选择接纳你。家人会无条件地爱你和支持你，无论你处于何种境遇。

家庭聚会时，无论你是充满期待还是对某些家庭成员有所反感，呼吸都是一种强有力的工具，能够帮助你在遇到心情不悦或因无端评价感到挫败时安抚情绪。我们常常将家人的包容视为理所当然，然而随着成长，变化在所难免。有时，即使只是一个拥抱、一次倾听或一次深入的体会，都能带来极佳的沟通效果和支持。

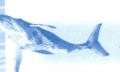

心贴心式呼吸

　　这种特别的呼吸练习具有显著的修复效果，能够引发所谓的"放松反应"。当两个人一起进行缓慢而深入的呼吸时，会引发一系列反应，使人们感到冷静和放松，呼吸频率逐渐同步。

1. 面对面盘腿坐下，保持舒适自然的姿势。

2. 将你的右手放在对方的心脏位置（胸部中心），左手覆盖在对方右手的手背上。

3. 闭上眼睛，通过鼻子进行吸气和呼气。

4. 调整呼吸，将注意力从内心的活动转移到心脏上。你能感觉到心跳吗？呼吸时有何感受？胸部肌肉是否放松？你能否感受到胸腔的扩张和收缩？能否体会到振动、跳动或平和的感觉？

5. 集中精力感受自己心脏与对方手之间的联系，通过你的手将爱与温暖传递给对方的心脏，或者尝试注视对方的眼睛。这可能有些尴尬，但值得尝试。

6. 注意你的呼吸节奏是否与对方同步。

7. 当你准备好结束练习时，缓慢地移开手，双手合十，向对方表示感谢，然后结束练习。

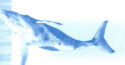

背对背式呼吸

　　这是一种简单且受欢迎的练习，尤其受到大人和孩子的喜欢，因为孩子们通常喜欢与他人互动，而不愿意独自练习。这种练习既安全又舒适，充满童趣。

1. 尽量坐直，与孩子、朋友或家人背对背。

2. 进行几次深呼吸，感受背后的支撑和对方的呼吸。

3. 避免用力依靠对方或相互依赖；要感受两人之间平衡的力量。注意体会彼此呼吸时背部和肋骨的扩张。

4. 如果感觉舒适，可以进一步练习"靠在岩石上"的姿势，一方身体缓慢前倾，另一方缓慢后倾，保持胸部开阔，肋骨扩张。

5. 呼吸几次后，交换位置继续练习。

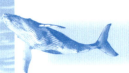

婴儿式呼吸

　　呼吸练习应尽早开始。通常情况下，新生儿的呼吸频率为每分钟 30 至 50 次，睡眠时降至 20 次。新生儿偶尔会出现呼吸急促后暂停 10 秒的现象，这与成人的呼吸模式不同，可能会令新父母感到担忧。婴儿六个月大时，呼吸频率会降至每分钟 20 余次。以下练习适合与新生儿或几个月大的婴儿一起进行。

1. 找一张舒适的椅子坐下，将宝宝放在腿上，让宝宝的头部朝外。

2. 轻轻向后靠，调整自己的舒适度。调整吸气与呼气的节奏，直至与宝宝同步。可以轻轻托住宝宝的腹部，感受其呼吸节奏。

3. 这项练习不仅有利于放松，还有助于解决宝宝的消化系统问题或反流问题。与宝宝同步呼吸时，可轻轻将拇指或食指放在宝宝的腹腔神经丛上。

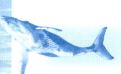

跟儿童一起呼吸

　　以下练习针对年纪较小的孩子，旨在教他们如何打起精神、体会自己的感受。

敷眼呼吸：

1. 认真搓热双手掌心。

2. 闭眼，将温暖的手掌轻轻覆盖在眼睛上，感受如同被蚕茧包裹的温暖。

3. 手心仍覆盖在眼睛上，轻轻挪开，让光线透入。

4. 在适应光线的同时，继续轻柔呼吸，然后将手放回大腿或膝盖上。

能量球练习：

这是一种有趣的练习，可以提升精力并锻炼专注力。

1. 进行几次腹式深呼吸，双手合掌，用力搓动，直至掌心发热。

2. 停下来，想象双手间有一个能量球。

3. 深呼吸，感受能量球越来越亮，越来越大，充满整个掌心。

4. 吸气时，缓缓分开双掌，拉开距离。

5. 呼气时，将双掌慢慢拉回，感受如同磁铁相斥。

6. 吸气时，让能量球扩大；呼气时，将手拉回，身体其他部位保持不动。

7. 调整呼吸节奏，使吸气时双手分开，呼气时双手拉回。

8. 移动双手，围绕能量球，尝试改变其大小。

9. 练习结束后，询问孩子的感受，是否感受到能量球的力量，或是否有发热或振动的感觉。如果孩子或你自己未能感受到能量球，不必担心，随着时间和孩子的习惯，慢慢练习即可。

嘶式呼吸：

教孩子体会呼气，帮助他们身心合一地安定下来。延长呼气时间可以减缓孩子们快速运转的思维。

1. 用鼻子长吸气，深深地吸气。

2. 用嘴巴呼气，同时发出嘶嘶声，缓缓地呼气。

狮式呼吸：

这项练习有助于孩子稳定情绪，特别适合在需要转移孩子注意力到其他专注活动时进行。

1. 盘腿坐下，或坐在两个膝盖上。

2. 用鼻子吸气，停顿；再用鼻子呼气，停顿。

3. 吸气，数到 3 或 4，停顿，数到 1 或 2；呼气，数到 3 或 4，停顿，数到 1 或 2。重复几次。

4. 两手掌心放在体前地面上。

5. 吸气后，张开嘴巴，舌头伸出至下唇上，呼气时发出狮吼声。

6. 重复 3 至 4 次。

兔式呼吸：

让孩子模仿小兔子寻找胡萝卜时的呼吸动作，或寻找安全地方挖洞时的样子。这项练习有助于孩子体会呼气过程，使呼吸顺畅，避免失控，同时有助于提神和集中注意力。

1. 用鼻子快速吸气三次。

2. 然后用鼻子长呼气。

冷静式呼吸：

当需要冷静时，进行这项呼吸练习，仿佛在体内安装了空调系统。

1. 找一个舒适的座位坐下，脊柱挺直，肩膀放松。

2. 舌头卷成麦秆状，如无法卷曲，可以用嘴唇撅成麦秆状。

3. 通过自制的麦秆进行深呼吸，憋气 1 秒，然后用嘴巴轻轻呼出。重复几次。

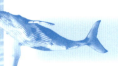

跟老年人一起呼吸

　　当祖父母或年长的亲戚在休息时，你可以与他们一起进行以下练习。这种温和的触摸方式能够加强彼此之间的联系。如果祖父母或年长的亲戚正躺在床上或他们喜欢的椅子上，你可以拉一把椅子坐在他们旁边。这项练习旨在缓解呼吸困难和胸闷的症状，同时激发内心的爱意，带来身心的舒适与和谐。重要的是，进行此练习时不应强迫呼吸或进行深呼吸。这是一种温和的连接性练习，应保持柔和、舒适和平和的感觉。

1. 轻轻地将手放在他们的腹部，让他们感受到你的手，然后缓慢地开始通过呼吸与他们建立联系。

2. 注意他们的呼吸节奏，并与自己的呼吸保持协调。避免控制呼吸的时间、深度或节奏。

3. 如果感觉舒适，你们可以选择闭上眼睛，或者播放轻柔的音乐，也可以仅仅是安静地坐在一起。

4. 将手移动到他们胸部的中央位置，轻轻放置。鼓励他们慢慢地将呼吸的感觉传递到你的手上，感受手掌与胸部接触的温暖。

5. 如果他们出现胸闷的迹象，你可以轻轻地将食指和中指放在锁骨下方，通过这种方式感知他们的呼吸。鼓励他们进行轻柔的腹式呼吸。

6. 在锁骨下方两侧，你可以找到两个穴位。用拇指和食指轻轻按压这两个穴位，同时关注呼吸。在中医学中，这两个穴位被认为像两口小井，能够储存我们无法流出的眼泪。给予它们呼吸的空间，并关注这些区域的感觉。

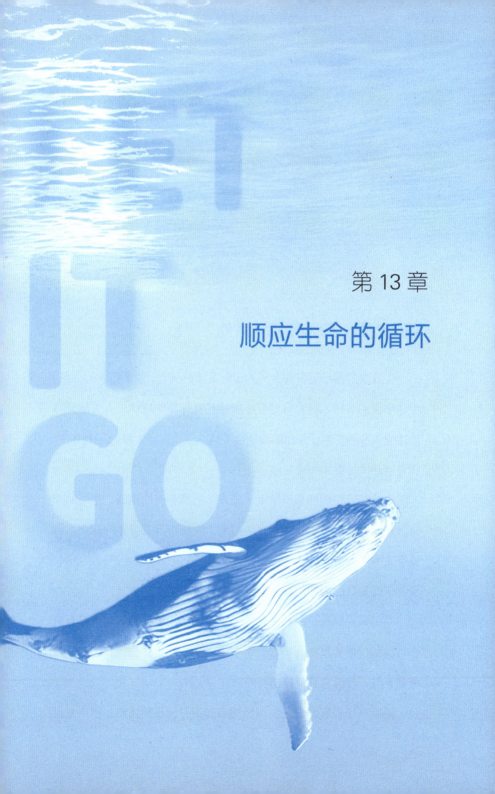

第 13 章

顺应生命的循环

顺应自然，与万物和谐共处

大自然的循环更替教会我们理解节律的概念，包括昼夜的交替、生态平衡的节律，以及自然界中物质相互作用的规律。人若能更好地适应季节的变换、月相的周期性节律，以及自身生理循环的节律，则周遭环境将更加和谐与稳定。

全球新冠疫情的暴发给世界带来了前所未有的挑战，本书的编写过程同样充满了波折。在这一时期，我倾听自己身体的声音，调整个人的生活节奏，以适应季节的变化。在灵感枯竭或感到疲惫时，我并未强迫自己工作，而是保持一种顺其自然的态度。

写书是一项艰巨的任务，它不仅受到截止日期的限制，而且对作者的诚信度要求极高。尽管本书未能如期交稿，但我相信它的价值和意义，相信它是值得期待的。

循环节律提醒我们要对周围的人和事有清晰的认识，审视自己的行为，并理解我们是整体的一部分。每一个想法、每一个动作和反应都可能引发连锁反应。自然界的各种循环节律教会我们如何爱护、维护和照顾这个世界以及我们自己。它们还教会我们理解生命的真谛，引导我们学习与成长。

大自然从不抗拒任何阻力，而是以一种从容而优雅的方式发展，与万物和谐共存的同时保持个性。树木和植物虽然根系发达，却能与风和谐相处，遵循自然节律。生命并非总是一成不变或预定好的，我们常常发现，当我们能够适应而非抗拒这些节律时，生活的压力和冲突就会大大减少。

男性与女性的周期节律

关于男性与女性周期节律的讨论多种多样，但许多说法尚未得到充分的科学研究证实。据相关研究，男性的睾丸激素水平在一天24 小时内会有所波动，通常在早晨达到最高值，夜晚降至最低。在大多数情况下，男性的睾丸激素水平是女性的十倍左右，因此他们的激素周期主要受睾丸激素水平的影响。男性也会分泌雌激素和黄体酮，尽管量较少。

对于不熟悉女性生理结构或相关术语的人来说，月经周期可能是一个较为边缘化的话题。然而，一个重要的事实是，变性人和双性人也可能经历月经，而且并非所有女性都有月经。我们生活的环

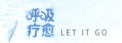

境在不断变化，我们需要以更开放的心态接受这样的现实：每个人都是独特的个体，正如大自然一样，人类的节律也在不断发展和变化。

为了达到身心平衡，男性和女性性征的协调至关重要。你是否觉得自己身上的男性或女性特征过于明显？在中医学中，阳代表男性特征，阴代表女性特征；无论性别如何，我们每个人身上都具有这两种特征。它们在对立时互相排斥，在相互依存时则互相吸引。男性通常具有阳刚之气，而女性则更为阴柔。

过度的男性特征表现为行为冲动、专断，以及为了个人或产业利益而滥用地球资源。我们已经意识到，这种过度的阳刚之气导致了一种浮夸、过度消费的文化，使我们感到疲惫和空虚。在平衡状态下，阳刚之气可以为事物带来结构性、实用性、逻辑性、纪律性和组织性。如果运用得当，它可以增强个人对自己想法和目标的坚持。

如果说阳刚之气负责事物的成长和繁衍，那么阴柔之气则负责事物的和谐与原则性。在创造过程中，应顺应自然，跟随直觉。女性特征塑造的是一种柔和的力量，如接纳、情感表达和愉悦情绪。它让人更加关注自己的感受、感觉以及不断变化的身体状态。

花时间反思并体会自身的感受是理解我们生活与工作如何与自然节律和季节变化相协调的重要步骤。

以下是几个问题，可以帮助你探索这种联系：

1. 你认为你的工作与生活状态是否达到了平衡？是否存在某种固定的模式？

2. 你是否发现自己难以放慢脚步？你是否能够察觉到自己接近精疲力竭的征兆，或者认为自己还能继续坚持？有哪些活动能够帮助你暂时停下来？

3. 在你的生活中，有哪些不良的迹象，或者哪些行为是与你的内在节律相违背的？

4. 大自然如何帮助你在工作时间内保持能量充沛、精力旺盛和效率提升？当工作变得压力重重或问题出现时，你是如何及时停止并调整的？

5. 想象一下，在未来，你将如何实现工作与生活之间的平衡？

6. 你是否觉得在某一年或某一个月中，你的工作效率特别高？你是否注意到在某些日子或月份中，你的创造力和组织能力更为突出？

7. 你认为自己的身体何时最需要休息，何时能量最为充沛？

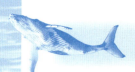

蝶式呼吸

以下简单的呼吸练习可以帮助你重新找到身心的平衡。这种恢复性伸展练习能够缓解大腿内侧、腹股沟和膝盖部位的紧张。

1. 给自己 10 分钟时间，寻找一个舒适、安静的空间。

2. 头枕在枕头上，平躺下来。双膝弯曲，双脚脚跟贴在一起，两腿轻轻外展至身体两侧（如有必要，可在大腿下放置垫子或长枕）。放松腹部，调整呼吸。

3. 双手放置在腹部，吸气时感受腹部的鼓起，呼气时感受腹部的下降。呼气时应放松。

4. 自然地感受空气在身体中的流动。呼吸时保持放松，不要用力。

5. 吸气时，将注意力集中在身体左侧。想象呼吸波沿着左侧身体流动。

6. 随着吸气和呼气的节奏，将注意力从左脚移动到左肩。保持关注，直到感觉这一侧身体更加舒适和放松。

7. 然后将注意力转移到身体右侧。吸气时，想象呼吸波从右侧肩膀向下流动至右侧肢体。每次吸气都有集中精神的效果，每次呼气都能缓解压力。

8. 继续练习，将注意力在身体左右两侧之间转移，直到感觉两侧能
   量达到平衡。

9. 每次呼吸时，都暗示自己"我已经达到了完全平衡、平和的状态"
   "我接受现状，对一切都能释然"。呼吸，感受逐渐放松的过程。

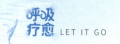

月经周期

了解个人的月经周期对于认识自己的生理和情绪变化至关重要。这有助于你知晓何时可能感到脆弱、需要休息，何时创造力旺盛，何时精力充沛，何时希望独处，以及何时更倾向于社交活动。

以下轻柔的练习，结合适当的运动、拉伸和呼吸，有助于缓解压力和焦虑，减轻消化系统的问题，调节激素分泌，并促进神经系统的放松与平衡。

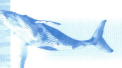

快乐孩子式

　　此臀部和腰部的拉伸练习温和且有效，同时对腹部有按摩作用。

1. 平躺，将双膝弯曲至胸口，尽量抓住双脚的前脚掌。如果感到困难，可改抓脚踝或小腿。

2. 保持膝盖紧贴身体，同时向两侧伸展小腿，脚跟朝天空方向，同时进行深呼吸。你可以保持这个姿势 30 秒，或轻柔地左右滚动身体以增强运动效果。

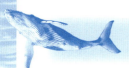

抱膝屈腿式

此姿势在瑜伽中常用于缓解消化不良或因吞咽风而导致的腹胀。

1. 平躺，双腿伸直，双臂置于体侧。

2. 双手抱住一只腿，拉向胸部。

3. 轻轻转动腿部，使膝盖尽量靠近肩膀，同时用力伸展大腿前侧肌肉，保持 15 秒。

4. 换另一侧腿，重复上述动作。

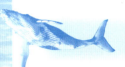

仰卧式转体

　　仰卧式转体，也就是背斜脊柱扭转，这是一种简单而有效的瑜伽初级姿势，特别适合在瑜伽课程结束时作为放松练习。

1. 平躺，将一条腿的膝盖抱至胸前。

2. 使用身体另一侧的手臂向下拉动腿部，尽量让膝盖接触地面，同时保持肩膀不离开地面，保持 15 秒。

3. 换另一侧练习，并确保整个过程中与呼吸协调。

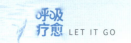

同步月亮的能量周期

月球作为距离我们最近的天体，对地球上的生物，包括海洋潮汐和季节变化，施加着相当于太阳引力 2.5 倍的强烈影响。你是否曾无缘无故地失眠、情绪波动、感到疲劳或异常振奋，渴望开始新的行动？这些情况很可能是你的身体在无意识中与月亮的能量周期同步，进行自我调节的结果。月亮及其周期教会了我们许多关于如何利用其能量来维持生命循环的方式。通过与月球能量的协调，我们可以创造新的可能性和机遇，促进个人的成长和发展。

在本章中，我将向你介绍我的朋友兼冥想大师宝拉·肖（Paula Shaw），她将与我们分享她的智慧。正是她引导我度过了生命中的许多重要周期。下面是她的分享。

在日常生活中，我们是否能够真正地放下一切？你是否还记得上次决定放下是何时？真正的放下意味着不再为那些拖累你、阻碍你或带来负面影响的人和事耗费精力。

只有当我们决心放下，才能打破无尽的循环，摆脱痛苦、窒息、困惑和无法自拔的感觉。仪式可能直接影响我们对生活的感受和决策的执行力。它可以帮助我们重新掌控生活，增强自信，并提升自我控制感。理解仪式的本质后，我们将意识到生活中许多事情都具有仪式性。

仪式是在某一刻进行的行动，其背后的目的和意义远超过行动本身。例如，对许多人来说，打扫卫生的核心是为自己和所爱之人创造一个温馨的空间。当你领悟到这一点，它便成了一种神圣的仪式。

人的一生可以被视为一种仪式。我们越是能够放下过去、恐惧和痛苦，就越能够放松和开放，发现生命中更有意义的事物。这些更有意义的事物会赋予我们勇气和力量，激励我们朝着真正重要的方向前进。

许多民族文化都对月相有着深入的研究，无论是为了增添生活的色彩、标记时间、集会、与自然周期建立联系，还是为了祭奠。传统上，满月是放下心结、释放情绪、净化灵魂的时刻。同时，满月也放大了一切，包括情绪，这使得我们更容易识别和释放那些烦扰我们的情绪根源。在此，我愿与你分享一个放下心事的仪式，你可以自行练习。

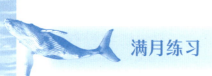

满月练习

　　满月提供了一个自我修炼和放下心事的绝佳机会。因此，下一次满月时，请记得寻找一个安静的地方进行以下练习。

1. 准备几张纸、一支笔、一支蜡烛和几炷香，或任何能够帮助你达到身心合一状态的物品。

2. 深入感受你希望放下的内心负担。倾听自己内心的真实声音。我们通常都知道自己在坚持什么，或生活中在不断重复什么，但大多数人因忙碌而无暇倾听。认真聆听并记录下内心的真实感受，体会将这些感受表达于纸上的过程。

3. 将写下的文字放在蜡烛上烧毁，象征着彻底放下。有时，你可能觉得自己可以立即放下；有时，可能需要多次进行这样的仪式，才能使内心变得足够强大，让所有的重负烟消云散。

4. 请明白，放下这一行为本身并非至关重要，更重要的是展露内心的过程。通过这一过程，你的生活将变得更加有意义，你将真正理解生命中宝贵的东西。

5. 在进行以下练习时，你可以结合自己的呼吸。在日常生活中，我们往往不会将气息完全呼出，总是保持一定的紧张。深吸气，然后彻底呼气，直到你感觉已经完全排空。继续呼气，你将真正体会到放下的感觉。在呼气接近尾声时屏住呼吸，等待身体自然准备吸气时再开始新的吸气。想象满月的光芒照在你身上，吸入这束光芒，并将其引导至需要的地方，无论是身体上的、精神上的还是情感上的。

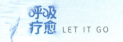

适应季节的变化

能够在这个时刻静坐于此，是大自然赋予我们的一份礼物。能够与大自然和谐共存，这本身就是一种精神上的体验。将大自然视作你的教堂，将呼吸视作你的祷告吧。为了重新找回生活的平衡，让我们体会、研究、回想一下，我们曾如何与自然的节律同步，进行特定的仪式，尤其是在季节更替与循环之时。

从秋季到冬季，地表将能量吸入地下，滋养土壤与植物的根部。春季与夏季来临时，地球与太阳和月亮的运行节奏相协调，将能量传递给植物。冬季的到来，使我们适应季节的变换，这一季节带来的是宁静与沉思的氛围，万物开始内敛与收藏。而在夏季，白昼变长，气候变暖，大自然开始孕育果实。

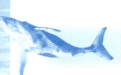

与世间万物共呼吸

　　以下练习是一种能量转换器，它可以帮助我们摆脱一切沉重的负担，让我们感到踏实。随后，将能量想象为一种肥料，转移到地表，然后像一束充满活力的光芒，照亮我们的身体。这项练习可以建立我们与周围环境及内心世界的联系，例如我们与地球、空气、水、火的联系。

1. 前往户外，找到你最喜欢的树木、公园、家中花园的一角、小河边或任何有水的地方。站立或坐下，深呼吸，感受周围的声音与温度。

2. 想象你的脚下生根，深入地下，将你与大地连接。深呼吸，感受与大地的联系。吸气时，感受地底的能量上升，涌入你的身体。呼气时，将身体中无用的物质运送至地下，释放所有沉重的负担。吸气时，感受与地球进行能量交换，体会这种转化能量流入身体的感觉。

3. 闭上眼睛，想象在你的内心深处有一团火焰，它燃烧着，每次呼吸都使火焰更加明亮。想象太阳的热量留在你的肌肤上，每次呼吸都能感受到太阳的温暖。

4. 吸气、呼气，与身体内部的液体建立联系，包括滋养细胞的血液，以及具有清洁和保湿作用的水。吸气、呼气，与体内流动的精气建立联系，借助水的力量，舒活体内的气血。

5. 吸气、呼气，与吸入的空气建立联系。吸气时，感谢空气维持你的生命，感谢氧气滋养全身的细胞。感恩吸入的空气，感恩进行气体交换的树木与植物，感恩水对所有植物与生物生命的支持，感恩太阳为所有生命带来光明。

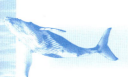

太阳冥想

　　以下练习旨在帮助你达到一种平衡状态，为新的一天注入活力。如果你因天气或季节原因无法直接接触阳光，比如在冬季或雨天，你可以尝试想象自己沐浴在金色的阳光之中。如果能够站在阳光之下，请认真感受阳光的温暖，让它为你身体的每一个细胞充能，治愈伤痛，恢复活力。

　　进行练习时，你可以选择坐着或躺着，可以在室内或室外进行。为了获得最佳效果，建议你选择坐着的姿势。

1. 闭上眼睛，调整你的呼吸，感受脚下坚实的大地。体会你的尾骨与地面的接触，保持脊柱挺直。

2. 在吸气和呼气的过程中，采用腹式呼吸。将双手放在腹部上，想象在你身体的核心位置有一个光芒四射的火球。吸气时，光芒向外扩散；呼气时，光芒向内收缩。

3. 想象有一条光线从火球中延伸出来，穿过脊柱底部，深入地下。这条光线继续向下，直至地心的岩浆层。感受太阳与地球的连接，以及阳光在你体内留下的温暖，同时配合呼吸，想象通过这种连接为自己充电。

4. 将注意力转回到这条光线上，它从地心返回，穿过体内的火球，沿着脊柱向上穿过头部，向天空中的太阳延伸。

5. 在吸气和呼气的过程中，体会呼吸波在体内的流动。想象地心之火、人体核心之火与天空中的太阳相连，用它们的光和热为自己充能。

6. 感受这股来自宇宙的能量从太阳发出，穿过你的头顶，照亮你的内心，直至地球的中心。感受体内、地下和天空中这三颗"太阳"之间强大的连通力量。现在，吸气，将这种温暖和阳光的感受带入你的一天之中，保持充满活力的状态，随时感受呼吸带来的各种体验。

致 谢

LET IT GO

我衷心感谢上苍再次赋予我撰写这一题材图书的机会，我对这一领域充满热情。在此，我要特别感谢菲妮·科顿（Fearne Cotton），一个几乎完美的人，感谢你邀请我参加"快乐之地图书"的分享会。你就像一座指引光明与灵感的灯塔，为众人带来欢乐与希望。与你，以及"快乐之地"团队的成员们共事，是我莫大的荣幸。

我还要向企鹅出版团队致以深深的谢意，他们的创新能力令人印象深刻。与他们合作，我感到如沐春风，充满创造力。感谢团队给予我自由和额外的时间，让我得以分享我的见解和发表我的观点。劳拉·希金森（Laura Higginson）、撒曼沙·克里斯皮（Samantha Crisp）、维基·奥查德（Vicky Orchard），你们都非常出色。

我还要感谢乔丹·麦加里（Jordan McGarry）对本书初稿的精心编辑和完善，以及他提供的宝贵意见。感谢你抽出宝贵时间与我交流，你总是那么出色。同时，我也要感谢丽贝卡·赫尔，在这

257

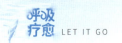

本书出版前，她仔细阅读了每一页内容，并在关键时刻提醒我进行呼吸练习。瓦莱里·许尔塔（Valeri Huerta）和阿曼达·哈里斯（Amanda Harris），感谢你们一直以来的陪伴和支持。

此外，我还要向那些勇敢且鼓舞人心的建言献策者表达我无尽的感激之情，感谢他们愿意在本书中分享自己的故事和智慧。这些分享对于有着类似经历的人来说极为重要。马克·惠特尔（Mark Whittle）、丽贝卡·赫尔（Rebecca Hull）、艾拉·奥利弗（Ella Oliver）、杰西卡·霍恩（Jessica Horn）、米歇尔·巴罗奇（Michele Barocchi）、比伊·亚当森（Bea Adamson）、宝拉·肖（Paula Shaw）、阿比·伊斯特伍德（Abbie Eastwood）、莉亚·英格尔伍德（Ria Inglewood），我对你们的感激之情无法言表。我对你们的勇敢和慷慨深感敬佩，这也是我如此渴望你们加入图书创作团队的原因。

我还要感谢我英俊聪明的儿子路易斯，他是我最伟大的老师，他的智慧远超其年龄。多年来，你教会了我许多宝贵的东西。作为你的妈妈，我感到无比骄傲。感谢你对我的工作给予理解和耐心，尤其是在周末或晚上。你是我的全世界，我的灵感所在。愿呼吸的力量让你展翅高飞，成为你梦想中的人。同时，我也要感谢汤姆，感谢你在我需要时间写作时，总是负责接送孩子，让我能够享受几个月的自由和宁静。

我还要感谢我最亲爱的妈妈，感谢她在我散步时的陪伴，无论是快乐还是悲伤的时刻，她总是在那里支持我。感谢那些在我面临截止日期压力时仍能让我保持理智、开怀大笑的人，是他们让我保持了稳定的心态。我也要感谢我所有的客户，从他们身上我学到了很多。

我最要感谢的是大自然，这位世间万物之母。当我写作受阻，或需要一个特定的空间时，我会向你寻求帮助。当我感到思绪混乱，难以处理那些突然涌现的情绪时，你总是在那里给予我支持，让我感到安心和平静。感谢上苍，让我能够在河边、树林中自由地呼吸，静静地聆听。在这种空气交换中，你的智慧时刻提醒我，我是谁，提醒我每一次呼吸都是神圣的，生命本身也是神圣的。

对我而言，呼吸一直是本书的核心主题。感谢自己每天都能呼吸，即使在最黑暗的时刻，呼吸也能帮助我们找到光明。呼吸是我们渡过难关的指引，其本质是爱。一切都取决于我们的选择。请记住，我们生活在同一世界中，万物都是相互联系的，而连接这一切的纽带就是呼吸。祝你一切安好。

GRAND CHINA

中 资 海 派 图 书

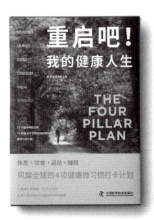

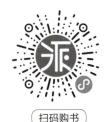

扫码购书

［英］兰根·查特吉博士 著

［英］苏珊·贝尔 摄影

王琳 译

定价：79.80 元

《重启吧！我的健康人生》

4项健康微习惯打卡计划
70多国800万粉丝共同践行的自律行动方案

本书普及了前沿健康领域"生活方式变革"的观念，提出了"健康的生活方式是一剂良药"的观点。作者查特吉博士基于可靠的科学证据以及自己 20 多年行医的大量真实病例研究，认为良好的健康 99% 来自医学治疗以外的领域，而正确的生活方式能扭转健康问题，甚至能使 2 型糖尿病、肥胖症或抑郁症等慢性疾病慢慢消失。日常生活的 20 个小计划，帮助我们通过一些微小的、可实现的改变，塑造并保持良好的健康状态，避免疾病侵扰。

G R A N D

C H I N A

PUBLISHING HOUSE

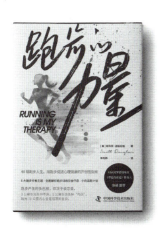

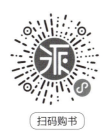

[美] 斯科特·道格拉斯 著

李昀烨 译

定价：69.80 元

扫码购书

《跑步的力量》

不管你是想跑步的人，还是爱跑步的人 都能从中获得战胜强风的坚定和勇气

　　《跑步的力量》将帮助你了解跑步，也深入地了解自己。也许你曾经历过自我怀疑和抑郁，本书将帮助你理解跑步如何帮助你度过艰难的日子。

　　40 年跑龄的跑步专栏作家斯科特·道格拉斯汇集了运动与脑科学专家的建议、对各行各业职业及业余跑者的采访、从超过 16 万公里的跑量中积累的个人经验，以及越来越多的科学研究成果，证明了跑步独有的治愈力量，不再由经验丰富的跑者独享：

- 有更好的体态和更强的心肺功能，培养更健康、更年轻的大脑；
- 结合药物和心理疗法，有效管理情绪，排除杂念，重获自在生活；
- 学会制定可实现、有意义的长期计划，从容应对运动伤痛与恢复期。

　　8 大跑步疗愈主题 x 全面解析跑步训练饮食作息 x 小白周跑计划，你向前奔跑的每一步都是在为生命储蓄健康和能量。

GRAND CHINA

中 资 海 派 图 书

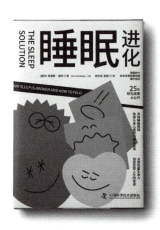

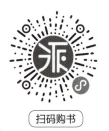

扫码购书

[美] W. 克里斯·温特 著

迟文成 高硕 译

定价：69.80 元

《睡眠进化》

抛开睡眠误解，激活原始内驱力
治愈睡眠障碍，释放你的无限潜力

　　作为一名国际公认的睡眠医学专家与神经科医生，W. 克里斯·温特已帮助全球数万名患者改善睡眠问题。在这本优质的睡眠自助指南中，温特医生将帮助你根据自己的生活方式定制个性化的睡眠解决方案：

- 睡眠效率计算

- 失眠焦虑缓解

- 伴侣打鼾难题

- 减轻药物依赖

- 调节生物钟紊乱

- 入睡前的床上用品准备

　　无论你是压力山大的学生、身心俱疲的打工人，还是易情绪波动的高敏感人群，《睡眠进化》都能帮助你获得长期优质睡眠，找回高能量人生。

GRAND CHINA

CHINA　PUBLISHING HOUSE

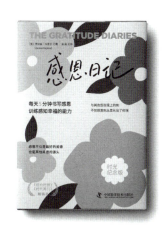

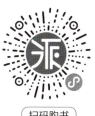

扫码购书

[美] 贾尼丝·卡普兰　著

张淼　译

定价：69.80 元

《感恩日记》（时光纪念版）

每天5分钟书写感恩
训练感知幸福的能力

　　身为知名杂志主编，贾尼丝事业顺利，拥有英俊潇洒的医生丈夫和两个杰出的儿子，却总是把焦点放在负面情绪上，充满抱怨。直到她参与了一项有关"感恩"的研究计划，才惊讶地觉察到"不知感恩"使自己失去了幸福感。于是她开始放慢脚步，以一种全新的视角看待生活，每天记录 3 件值得感恩的事，不虚伪、不抱怨，感谢原原本本。

　　这一年中，贾尼丝开始用全新的方式留意生活中的细节，她发现，快乐与否并不取决于事件本身，而是取决于你如何解读它们。只有当我们欣赏正在拥有的东西时，才能收获生活送来的礼物。

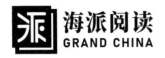

海派阅读
GRAND CHINA

READING
YOUR LIFE

人与知识的美好链接

20 年来，中资海派陪伴数百万读者在阅读中收获更好的事业、更多的财富、更美满的生活和更和谐的人际关系，拓展读者的视界，见证读者的成长和进步。

现在，我们可以通过电子书（微信读书、掌阅、今日头条、得到、当当云阅读、Kindle 等平台），有声书（喜马拉雅等平台），视频解读和线上线下读书会等更多方式，满足不同场景的读者体验。

关注微信公众号"**海派阅读**"，随时了解更多更全的图书及活动资讯，获取更多优惠惊喜。你还可以将阅读需求和建议告诉我们，认识更多志同道合的书友。让派酱陪伴读者们一起成长。

✿ 微信搜一搜　🔍 海派阅读

了解更多图书资讯，请扫描封底下方二维码，加入"中资书院"。

也可以通过以下方式与我们取得联系：

📱 采购热线：18926056206 / 18926056062　　📞 服务热线：0755-25970306

✉ 投稿请至：szmiss@126.com　　🅦 新浪微博：中资海派图书

更 多 精 彩 请 访 问 中 资 海 派 官 网　　(www.hpbook.com.cn ❯)